实用标准化病人
护理技能培训案例

主编 绳 宇

中国协和医科大学出版社

北 京

图书在版编目（CIP）数据

实用标准化病人护理技能培训案例 / 绳宇主编. —北京：中国协和医科大学出版社，2022.11

ISBN 978-7-5679-2051-4

Ⅰ.①实… Ⅱ.①绳… Ⅲ.①病人-标准化管理 ②病人-护理-案例 Ⅳ.①R197.323.2 ②R47

中国版本图书馆CIP数据核字（2022）第168341号

实用标准化病人护理技能培训案例

主　　编：绳　宇
责任编辑：杨小杰
封面设计：邱晓俐
责任校对：张　麓
责任印制：张　岱

出版发行：**中国协和医科大学出版社**
　　　　　（北京市东城区东单三条9号　邮编100730　电话010-65260431）
网　　址：www.pumcp.com
经　　销：新华书店总店北京发行所
印　　刷：三河市龙大印装有限公司

开　　本：850mm×1168mm　　　1/32
印　　张：5.625
字　　数：120千字
版　　次：2022年11月第1版
印　　次：2022年11月第1次印刷
定　　价：40.00元

ISBN 978-7-5679-2051-4

编者名单

主　编　绳　宇

编　者　（按姓氏笔画排序）

王红红　中南大学护理学院

刘　钰　中国人民解放军总医院

李　利　北京大学第一医院

李　灵　中南大学湘雅二医院

李海燕　中国人民解放军总医院

张　欣　北京协和医学院护理学院

张　艳　首都医科大学护理学院

张　慧　北京协和医学院护理学院

张雅琴　中国医学科学院北京协和医院

张黎明　中国人民解放军总医院

施金芬　中国人民解放军总医院

胥小芳　北京大学人民医院

姚秀钰　北京协和医学院护理学院

郭欣颖　中国医学科学院北京协和医院

黄　婵　北京大学人民医院

　　　　康晓凤　北京协和医学院护理学院
　　　　绳　宇　北京协和医学院护理学院
　　　　蒋玉琼　湖南省宁乡市人民医院
　　　　霍春暖　中国人民解放军总医院
秘　书　张　慧　北京协和医学院护理学院

前　言

　　《实用标准化病人护理技能培训案例》是以《护理学基础》（第4版）（中国协和医科大学出版社）教材内容为基础，以课程教学目标为指导，以培养学生临床解决问题能力为目的，结合临床实践技能学习要求设计而成，具有较高实用价值。

　　全书分为11章，共计64个案例，全部来自临床真实案例。我们对案例进行了加工和完善，力求案例中所涉及的症状、体征和临床问题与教材重点内容相呼应；对案例中病人病情特点描述条理清晰、逻辑缜密、层次分明，易于学生识别并提出解决问题的方法。同时，配以学习任务、标准化病人表演要点和思考与练习。本书可供护理专业本、专科学生教学及护理技能考核使用，也可作为标准化病人培训参考用书及新护士规范化培训用书。

　　本书的编写团队由北京协和医学院护理学院、中南大学护理学院等高校护理专业教师，以及中国医学科学院北京协和医院、中国人民解放军总医院、北京大学人民医院、北京大学第一医院等医院临床护理专家组成。她们在标准化病人教学和病例编写方面经验丰富，是一支团结、严谨、专业、敬业、实力雄厚的编写团队。在此感谢各位编者为编撰本书倾注的心血和汗水。

　　由于编写时间有限，真诚地希望所有使用本书的教师、学生及临床护理同仁能够不吝指教，对案例存在的问题和不足提出宝贵意见和建议，让本书能够更科学、严谨和高效地为护理教学提供助力。

编 者

2022年4月

缩 略 词 表

英文缩写	英文全称	对应中文
UP	urinary protein	尿蛋白
Alb	albumin	白蛋白
APTT	activated partial thromboplastin time	活化部分凝血活酶时间
BUN	blood urea nitrogen	尿素氮
AMY	amylase	淀粉酶
BNP	B type natriuretic peptide	B型钠尿肽
BP	blood pressure	血压
Ca	Calcium	钙
CDFI	color Doppler flow imaging	彩色多普勒血流成像
cTnI	cardiac troponin I	肌钙蛋白I
CK	creatine kinase	肌酸激酶
Cr	creatinine	肌酐
CRP	C-reactive protein	C反应蛋白
D-Dimer	D-Dimer	D-二聚体
DWI	diffusion weighted imaging	弥散加权成像
ESR	erythrocyte sedimentation rate	红细胞沉降率
FIB	fibrinogen	纤维蛋白原
Hb	hemoglobin	血红蛋白
HR	heart rate	心率
Ig	immunoglobulin	免疫球蛋白

英文缩写	英文全称	对应中文
INR	international normalized ratio	国际标准化比值
K	kalium	钾
LDH	lactate dehydrogenase	乳酸脱氢酶
LIP	lipase	脂肪酶
Ly	lymphocyte	淋巴细胞
MCV	mean corpuscular volume	平均红细胞体积
Mono	monocyte	单核细胞
MRI	magnetic resonance imaging	磁共振成像
NAG	N-acetyl-β-glucosaminidase	N-乙酰-β-葡萄糖苷酶
PLT	platelet	血小板
PO_2	pressure of oxygen	氧分压
Pro	protein	蛋白质
PT	prothrombin time	凝血酶原时间
P	pulse	脉搏
R	respiration	呼吸
RBC	red blood cell	红细胞
Ret	reticulocyte	网织红细胞
st	stat（拉丁文）	立即执行
T	temperature	体温
TRF	transferrin	转铁蛋白
UA	uric acid	尿酸
WBC	white blood cell	白细胞

目 录

第一章 护理程序

第二章 满足病人清洁卫生的需要

第三章 人体力学原理在护理中的应用

第一章
护 理 程 序

一、重症监护病房标准化病人问诊案例

学习目标

1. 知识　问诊的理论框架、原则和要求；护理程序的方法。
2. 技能　正确实施问诊；推断正确的护理诊断。
3. 态度/交流　运用恰当的技巧与病人进行沟通，表现出良好的职业素养，关爱病人。

【场景】

重症监护病房。

【案例】

姓名：何××　　　性别：男　　　　年龄：75岁
婚姻：丧偶　　　民族：汉族　　　籍贯：河南省
职业：农民

病人1周前开始出现活动后气促，严重时大汗淋漓，未予重视，未行特殊治疗。3天前劳累后再次出现气促，大汗淋漓，咳嗽，痰液黏稠、量多，呈淡黄色，严重时出现发绀，休息后稍好

转，无明显发热、畏寒，无腹痛、腹泻，无呕血、便血等不适。昨日收入重症监护病房治疗，查PO_2 87mmHg，因呼吸困难，活动受限，以卧床为主（半卧位）。给予吸氧、抗感染、稳定内环境等支持治疗。现病人病情稳定。

既往史：有慢性阻塞性肺疾病史，否认肝炎、结核病史及密切接触史，有输血史。

个人史：吸烟40余年，具体不详。

婚育史：20岁结婚，育有1子1女，子女体健。

家族史：否认家族中有类似疾病史，否认家族性精神疾病、肿瘤、遗传性疾病史。

辅助检查：血常规：WBC $7.11×10^9$/L，RBC $4.5×10^{12}$/L，Hb 120g/L，PLT $99×10^9$/L。生化：Alb 40g/L，BUN 6.3mmol/L，Cr 106μmol/L，K 4.41mmol/L，Ca 1.5mmol/L。凝血全套：PT 14.5s，INR 1.22，APTT 41.9s，FIB 4.41g/L，D-Dimer 23.36mg/L。

医疗诊断：重症肺炎，慢性阻塞性肺疾病。

【标准化病人需掌握的案例要点】

1. 病情较重，进入新环境难以适应，心理负担重，担心人财两空，给家人造成负担。

2. 完全不了解自己的相关病情、戒烟的重要性等，希望护理人员能够详细讲解告知。

3. 生活难以自理，难以适应病人的新角色，希望护理人员多予心理指导。

【标准化病人表演要点】

1. 心理负担重，担心忧虑。

2. 身体虚弱，间断咳嗽。

3. 对病情及戒烟的重要性不了解，希望护理人员能够详细讲解告知。

二、妇科标准化病人问诊案例

学习目标

1. **知识** 问诊的理论框架、原则和要求；护理程序的方法。

2. **技能** 正确实施问诊；推断正确的护理诊断。

3. **态度/交流** 运用恰当的技巧与病人进行沟通，表现出良好的职业素养，关爱病人。

【场景】

妇科病房。

【案例】

姓名：肖×× 性别：女 年龄：54岁

婚姻：已婚 民族：汉族 籍贯：湖南省

职业：无

病人1个月前在当地社区医院进行全身体检时发现子宫肌瘤，无阴道流血、阴道异常溢液、下腹部肿块，无尿频、尿急、排尿困难，无腰酸背痛、下腹坠痛，无白带增多等异常现象。体重无明显变化。为求进一步诊治，于2周前步行入我院就诊。入院后，完善血、尿常规及腹部B超等各项检查。完善各项术前准备，于3天前在全身麻醉下行腹腔镜子宫全切术＋双侧附件切除术＋盆腔粘连松解术＋肠粘连松解术。手术过程顺利，麻醉满意，术后生命体征平稳。入院以来，病人精神、食欲较好，睡眠很好，体重无明显变化。现为术后第1天，未排气，未进食，留置一根导尿管，发现管道被病人压住，引流管不通畅，引流尿液100ml，尿色清亮。伤口疼痛轻微，但腹胀、腹痛明显。

既往史：10年前在外院行双侧输卵管结扎术，5年前于外院行右侧视网膜剥脱术。既往有腰椎间盘突出，未予治疗，疼痛自行缓解。无外伤史和输血史，无食物、药物过敏史。否认高血压、糖尿病史，否认肝炎、结核病史。预防接种史不详。

个人史：生于原籍，长于原籍。无长期外地居住史。不吸烟，不饮酒。无疫区居住史，无疫水、疫源接触史，无放射物、毒物、毒品接触史。

婚育史：已婚，$G_3P_3A_0$，妊娠过程顺利，三胎均为顺产。配偶及子女健在。已结扎。

月经史：12岁初潮，周期28～30天，经期7天，51岁绝经，经量、经色正常，月经周期规律，无痛经，白带正常，无异味和瘙痒，产后偶有血块。

家族史：否认家族中有类似疾病史，否认家族性精神疾病、肿瘤、遗传性疾病史。

辅助检查：B超示子宫前位，大小为51mm×31mm×60mm，子宫前壁见多个低回声结节，大者约42mm×41mm。CDFI：子宫低回声结节可见点条状血流信号，考虑子宫肌瘤。子宫及附件MRI（平扫＋增强）＋DWI：子宫多发肌瘤，S_2双侧神经束膜囊肿可能。子宫双附件（经腹经腔）-妇科：绝经后子宫增大，子宫多发肌瘤。胸部正侧位：左上肺少许陈旧性病灶可能。外阴组织：慢性炎症，鳞状上皮增生，有不全角化及过度角化，上皮角化下延，间质少许淋巴细胞浸润，考虑慢性单纯性苔藓。

医疗诊断：子宫肌瘤，腹腔镜子宫全切术＋双侧附件切除术＋盆腔粘连松解术＋肠粘连松解术后，慢性单纯性苔藓，外阴上皮非瘤样病变。

【标准化病人需掌握的案例要点】

1. 不了解引流管护理基础知识导致管道被压，引流不畅，需加强相关知识宣教。

2. 腹胀腹痛明显，活动受限。

3. 术后第1天未排气，未进食。

【标准化病人表演要点】

1. 表情焦躁，眉头紧蹙，唉声叹气。

2. 身体虚弱，伤口疼痛，手捂腹部。

3. 对引流管护理的注意事项不了解，希望护理人员能够详细讲解告知。

三、急诊科标准化病人护理诊断案例

学习目标

1. **知识** 问诊的理论框架、原则和要求；护理程序的方法。

2. **技能** 正确实施问诊；推断正确的护理诊断；确定优先护理措施。

3. **态度/交流** 运用恰当的技巧与病人进行沟通，表现出良好的职业素养，关爱病人。

【场景】

急诊科抢救室。

【案例】

姓名：卢××	性别：女	年龄：58岁
婚姻：已婚	民族：汉族	籍贯：湖南省
职业：家庭主妇		

病人凌晨6时许突然出现持续性胸骨后剧烈疼痛、胸闷，疼痛向左肩及后背放射，休息后不能缓解，口服几粒速效救心丸症状没有改善，伴有恶心、呕吐、大汗、上腹胀痛。打120急救电话，在家属陪同下，由救护车送入急诊科抢救室。病人进抢救室后感到焦虑，害怕自己会死去。

既往史：高血压、高血脂、冠心病10余年，血压控制情况不详，间断服药，药名不详。

个人史：无吸烟、饮酒史。

婚育史：24岁结婚，育有1子，儿子及配偶体健。

家族史：否认家族遗传性疾病史。

体格检查：T 36.5℃，P 110次/分，R 20次/分，BP 150/95mmHg。

辅助检查：CK 946U/L，cTnI 0.073μg/L，血清K 3.7mmol/L。心电图检查示广泛前壁导联ST段抬高。

医疗诊断：冠心病，急性心肌梗死。

医嘱：拟行冠状动脉介入治疗；吸氧；吗啡50mg肌内注射；阿替普酶15mg缓慢静脉推注，然后50mg静脉滴注30分钟，最后35mg静脉滴注60分钟，总量共计100mg；持续心电监护；抽血完善术前常规检查。

【标准化病人需掌握的案例要点】

1. 病人有高血压、冠心病史，间断服用药物，没有进行正规治疗和检查。此次晨起发病，胸骨后剧烈疼痛，休息及口服速效救心丸不能缓解。

2. 病人心电图显示广泛前壁导联ST段抬高。

3. 遵医嘱给病人吸氧、镇痛、抽血、溶栓治疗、持续心电监护，完善冠状动脉介入治疗前实验室检查。

4. 由于心前区疼痛及抢救室的环境，病人感到焦虑和恐惧，害怕死亡。

【标准化病人表演要点】

1. 担忧恐惧，害怕自己会死去。

2. 身体虚弱，心前区疼痛，手捂心前区。

3. 对环境感到陌生。

第二章

满足病人清洁卫生的需要

一、真菌感染病人口腔护理案例

学习目标

1. 知识　不同口腔护理液的浓度、作用及适用范围；特殊口腔护理。

2. 技能　正确实施特殊口腔护理操作。

3. 态度/交流　注重人文关怀，与病人进行良好的沟通。

【场景】

外科病房。

【案例】

姓名：陈×	床号：8床	年龄：40岁
性别：男	职业：工人	文化程度：小学

病人因慢性支气管炎急性发作入院。入院体格检查：T 39.5℃，精神差，口唇干裂，食欲缺乏。入院后予氨苄西林、氧氟沙星等药物治疗2周。近日发现口腔黏膜和舌苔出现乳白色片状分泌

物，不易拭去。

既往史：否认结核、肝炎等传染病史，否认手术史，无高血压、冠心病史，无过敏史。

个人史：吸烟、饮酒史20余年。

家族史：无家族遗传性疾病史。

医嘱：口腔护理bid。

【护理技能】

1. 病情评估，口腔护理。
2. 护理记录单书写。

【学习任务】

1. 该病人出现了什么问题？
2. 说出病人此时应选择何种口腔护理溶液，其作用是什么？
3. 护士在为其进行口腔护理时应注意什么问题？

【标准化病人表演要点】

1. 精神萎靡，口唇干裂，痛苦面容。
2. 对治疗效果感到怀疑，向护士提出已经治疗2周，为什么口腔会出现乳白色分泌物的问题。
3. 对特殊口腔护理操作提问，用的什么溶液，表现出担心和紧张。

思考与练习

1. 护士在为其进行口腔护理时需评估哪些内容？
2. 针对病人的病情，护士需要制订哪些护理计划？

二、白血病病人口腔护理案例

学习目标

1. 知识　口腔护理的目的、适应证和注意事项。

2. 技能　正确选择漱口液和正确实施口腔护理。

3. 态度/交流　热情负责，关心体贴病人，树立良好的的职业道德。

【场景】

血液科病房。

【案例】

姓名：张×× 　　床号：5床 　　年龄：40岁

性别：男 　　职业：农民 　　文化程度：初中

病人因乏力伴发热3天，门诊查血常规示 WBC $86.6×10^9$/L，Hb 52g/L，PLT $32×10^9$/L，骨髓检查示急性粒细胞白血病 M2型收入院。入院体格检查：T 37.8 ℃，重度贫血貌；胸骨下端压痛（＋），肝肋下0.5cm，脾肋下1.5cm；双肺呼吸音清。予抗感染、输注红细胞、血小板，行PICC置管术后，行门冬酰胺酶+阿糖腺苷（LA）方案诱导化疗。化疗后复查血常规：WBC $0.33×10^9$/L，Hb 60g/L，PLT $8×10^9$/L，血 K 6.2mmol/L，UA 500μmol/L。伴有反复呕吐。口腔左颊部有一0.1cm×0.1cm溃疡，牙龈渗血。肛周外痔疼痛。

T 38.9℃，P 98次/分，BP 110/70mmHg，R 22次/分、SpO$_2$ 99%。咳嗽，咳白色黏痰。胸部CT示支气管肺炎，病人情绪焦虑。

既往史：既往体健。否认结核、肝炎等传染病史，否认手术史，无高血压、冠心病史，无食物、药物过敏史。

个人史：无吸烟、饮酒史，无毒品接触史，无输血史。

医疗诊断：急性粒细胞白血病M2型，口腔感染。

医嘱：口腔护理。

【护理技能】

1. 病人口腔的评估。
2. 口腔护理漱口液的选择。
3. 口腔护理的操作步骤和擦洗顺序。

【学习任务】

1. 说出口腔护理的适应证和禁忌证。
2. 根据案例：
（1）说出病人进行口腔护理的目的。
（2）列出该病人进行口腔护理的注意事项。
3. 根据病人情况，谈一谈如何缓解病人的焦虑情绪。

【标准化病人表演要点】

1. 眉头紧锁，烦躁。
2. 频繁咳嗽，偶有呕吐。
3. 口腔左侧溃疡疼痛。

思考与练习

根据案例资料，思考以下问题并进行实践：

1. 如何对该病人进行健康宣教？

2. 该病人病情进一步进展，出现颅内出血、意识不清时，怎样为病人进行口腔护理？

三、压疮护理案例1

学习目标

1. 知识 压疮的病情观察、分期与护理。

2. 技能 正确实施清洁创面、更换敷料的操作；书写护理记录单。

3. 态度/交流 运用恰当的技巧与病人进行沟通，关怀、关心病人，耐心倾听病人的表达。

【场景】

神经内科病房。

【案例】

姓名：丁×　　　　床号：2床　　　　年龄：65岁

性别：女　　　　职业：退休人员　　文化程度：初中

病人患帕金森病5年，僵直型，因家中无人照顾送养老院生活。近期病情进行性加重，平日只能卧床或坐轮椅，不能自己行走；进食时出现呛咳，进食速度慢，2～3小时/餐；1个月前骶尾部出现压疮，在养老院抹药治疗，无明显好转来我院换药。护士评估该病人局部皮肤情况，见皮肤损伤面积为5.0cm×5.0cm×0.3cm，表皮水疱形成，部分水疱已破溃，红色组织75%，黄色组织25%，中量黄色渗液，周围皮肤正常。

既往史：帕金森病史5年，高血压病史20年，否认糖尿病、冠心病史，无过敏史。

婚育史：育有1子1女。家人体健。

家族史：母亲有高血压病史。

医疗诊断：压疮伤Ⅲ期（浅度溃疡期）。

医嘱：创面清洁，压疮护理。

【护理技能】

1. 病情观察，清洁创面。

2. 生命体征测量。

【学习任务】

1. 掌握压疮的分期，并根据病人病情正确实施护理措施。

2. 说明压疮的分期及对应的护理措施。

3. 掌握清洁创面的护理技术。

4. 根据病人病情，列出此阶段的护理诊断、护理目标和护理措施。

【标准化病人表演要点】

1. 帕金森病病人的典型症状表现。

2. 进食时出现呛咳表现。

3. 压疮导致的疼痛表现，痛苦面容。

4. 对清洁创面操作表现出恐惧和紧张。

思考与练习

根据案例资料，思考以下问题并进行实践：

1. 该病人主要的临床问题是什么？请提供判断依据。

2. 此时护士应关注哪些方面？哪些是首优，哪些是次优？

四、压疮护理案例2

【场景】

内科病房。

【案例】

姓名：李×　　　床号：6床　　　年龄：32岁

性别：女　　　职业：工人　　　文化程度：小学

病人因左臀部破溃，流脓1月余，加重伴发热1天于昨日11时入院。病人1年前因外伤致双下肢活动受限，感觉消失，在外院治疗，未见好转。出院回家后卧床至今，1个多月前左臀部出现破溃、流脓，1天前症状加重，伴发热38.5℃以上。

既往史：糖尿病史3年，否认高血压、冠心病史，无过敏史。

婚育史：育有1子。家人体健。

家族史：父亲有糖尿病史。

体格检查：T 36.5℃，P 84次/分，R 20次/分，BP 110/70mmHg。神志清楚，对答如流。发育正常，体型中等。左臀部可见一5cm×6cm大小压疮，深度约4cm，达骨面，表面为黑色痂皮，有大量脓性分泌物；骶尾部可见一3cm×1cm大小压疮，深达肌层。双下肢肌力0级，肌张力稍高。脐以下感觉消失。

医疗诊断：截瘫，左臀部、骶尾部压疮并发感染。

医嘱：创面清洁，压疮护理。

【护理技能】

1．病情评估、清洁创面。

2．更换敷料。

【学习任务】

1．该病人的压疮属于哪一期？

2．列出病人目前的护理诊断及应采取何种治疗和护理措施。

3．说出在清洁创面过程中的操作要点和注意事项。

4．列出针对病人病情的护理计划，帮助病人更好地恢复健康。

【标准化病人表演要点】

1．病人不配合治疗，情绪低迷，精神差。

2．对治疗计划心存疑惑，表现出担心和恐惧。

3．对护理操作提出问题，希望护士能认真解答。

思考与练习

1．导致该病人发生此并发症的原因是什么？

2．如何预防此并发症的发生？

五、压疮护理案例3

【场景】

神经内科病房。

【案例】

姓名：汤×　　　　床号：17床　　　　年龄：92岁

性别：女　　　　职业：退休师干　　文化程度：本科

病人1个月前因脑梗死后遗症、帕金森综合征由急诊转入我科。意识清楚。双侧瞳孔等大等圆，对光反射灵敏。右侧肢体力弱。留置胃管、导尿管，通畅且固定好，肠内营养液（TPF-T）每日1000ml分次胃管注入。体重37kg。入院体格检查：病人骶尾部皮肤出现5cm×7cm硬结，右侧髋部皮肤出现0.5cm×1.0cm水疱，左侧髋部皮肤出现0.5cm×1.0cm水疱。骶尾部予覆盖泡沫敷料，嘱家属为患者每2小时变换一次卧位。10天前骶尾部皮肤出现破溃并有渗液，右侧髋部皮肤出现3cm×5cm破溃，左侧髋部皮肤出现3cm×2cm破溃，立即予生理盐水、聚维酮碘、过氧化氢溶液清理破溃皮肤。3周前病人出现低蛋白血症，血Alb 30g/L，皮肤组织破溃面积扩散并可见脓性分泌物附着。2周前伤口破溃进一步加重，深至筋膜，每日用银离子、藻酸盐等敷料进行无菌换药，遵医嘱予肠内营养液1500ml/d胃管注入，Alb 10g/d持续静脉滴注。1周前病人两侧髋部出现新的肉芽肿组织生长，骶尾部创面基本愈合。

既往史：高血压病史20年，糖尿病史10年，否认冠心病史，无过敏史。

婚育史：育有1子1女。

家族史：父亲死于肺癌，母亲死于脑出血。

医疗诊断：脑梗死后遗症，帕金森综合征，髋部、骶尾部压疮并发感染。

医嘱：创面清洁，压疮护理。

【护理技能】

1. 压疮风险评估。
2. 书写压疮伤口的护理记录。
3. 相关实验室指标的监测。

【学习任务】

1. 说出发生压疮的原因。
2. 说出病人发生压疮的危险因素。
3. 列出压疮的分期及护理措施。
4. 根据病人情况，列出向病人家属宣教的要点。

【标准化病人表演要点】

1. 卧床。
2. 右侧肢体可在床面上移动，不能抬起。
3. 不能自行翻身。

4. 伤口疼痛。

思考与练习

根据案例资料，思考以下问题并进行实践：

1. 预防压疮的措施有哪些？请提供判断依据。

2. 围绕该病人出现的问题，列出哪些实验指标需要护士关注？

六、腹带护理案例

【场景】

基本外科病房。

【病例】

姓名：张×× 　　　床号：7床 　　　年龄：72岁

性别：男 　　　　　职业：无业人员　　文化程度：小学

病人因1个月前无明显诱因出现大便带血并变形变细，伴里急后重入院。入院诊断为直肠癌。病人于今日行直肠癌根治术，手术顺利，术后安返病房。目前病人为术后3小时，神志清楚，生命体征平稳，各引流管通畅、在位。病人自述伤口疼痛、焦躁、多汗。护士查体发现病人面部表情痛苦，疼痛评分为8分，腹部伤口有少量渗血。

既往史：否认肝炎、结核、疟疾等传染病史，否认高血压、心脏病、糖尿病、脑血管疾病、精神疾病史，否认外伤史，否认输血史，否认药物、食物过敏史。预防接种史不详。

个人史：无化学性物质、放射物、毒品接触史，吸烟史40余年，无饮酒史。

婚育史：初婚年龄22岁，丧偶，未育。

家族史：家族中无传染病及遗传性疾病史。

体格检查：T 37.1℃，P 86次/分，R 22次/分，BP 110/65mmHg。神志清楚。大量出汗，皮肤潮湿。腹部伤口有少量渗血。

医疗诊断：直肠癌术后，伤口疼痛。

医嘱：药物镇痛，生命体征测量，腹带护理。

【学习任务】

1. 掌握腹带的使用、观察与护理方法。

2. 根据案例：

（1）列出主观资料和客观资料。

（2）说明病人在腹带使用前存在的问题。

（3）说出腹带使用前的解释要点及腹带使用注意事项。

3. 根据病人情况，列出预期沟通交流与关爱的要点。

【标准化病人表演要点】

1. 伤口疼痛。

2. 痛苦面容，情绪略焦躁。

3. 对腹带使用提问，表现出疑惑。

思考与练习

根据案例资料，思考以下问题并进行实践：

1. 该病人主要的临床问题是什么？请提供判断依据。

2. 围绕该病人出现的问题，护士需要关注的线索有哪些？

第三章
人体力学原理在护理中的应用

一、搬运法及各种卧位案例

学习目标

1. 知识　各种病人搬运法的目的及注意事项；各种卧位的适用范围和作用。

2. 技能　正确执行挪动法和一人、二人、三人、四人法搬运病人；正确用平车运送病人；在病人搬运过程中，能正确运用人体力学原理。

3. 态度/交流　在搬运病人过程中，护士之间可进行良好配合和协调，运用恰当技巧与病人进行沟通，表现出良好的职业素养，关爱病人。

【场景】

急诊科病房。

【案例】

| 姓名：张×× | 床号：2床 | 年龄：56岁 |
| 性别：男 | 职业：公司员工 | 文化程度：本科 |

病人因车祸致昏迷6小时入院。急诊头颅CT：右侧额颞叶脑挫裂伤伴血肿形成，右侧颞部硬膜外血肿。入院体格检查：T 36.2℃，P 96次/分，R 23次/分，BP 134/89mmHg；神志模糊。行急诊手术，手术过程顺利。现为颅脑手术后第2天，病人神志清醒，经主管医生评估且与CT室预约后，病人目前可以进行平车运送。医嘱：平车运送病人复查头部CT。转运过程中，由主管医生、责任护士及医院工作人员共同运送，根据病情携带物品和药品，注意观察病情，保证病人转运安全。

既往史：既往体健。否认肝炎、肺结核、疟疾、菌痢等传染病史，否认高血压、糖尿病、胃溃疡病史，否认重大外伤史，否认重大手术史，否认输血史，否认药物过敏史。按国家计划免疫预防接种。

个人史：久居本地，无粉尘、毒物、放射性物质接触史，无疫区接触史，无烟酒嗜好。

婚育史：已婚已育，育有1子。

医疗诊断：颅脑损伤。

【护理技能】

1．病情评估、生命体征监测。

2．搬运法。

3．病情观察、平车运送病人。

【学习任务】

1．说出挪动病人、平车运送病人的方法。

2．根据案例：

（1）说出病人在颅脑术后采取的体位，并解释原因。

（2）说出在搬运病人时需使用的节力原则。

（3）说出搬运病人到目的地后需检查哪些方面。

3．根据病人情况，列出预期沟通交流与关爱的要点。

【标准化病人表演要点】

1. 神志模糊，问答简短迟钝，对地点、人物等问题不能准确回答。

2. 痛苦面容，情绪略急躁。

思考与练习

根据案例资料，思考以下问题并进行实践：

1. 挪动法及一人、二人、三人、四人搬运法的对象有何不同？搬运时平车如何放置？

2. 平车运送病人时，如何保证病人安全、舒适？

二、躁动病人使用约束带案例

学习目标

1. 知识　使用约束带的目的和注意事项。

2. 技能　正确使用约束带。

3. 态度/交流　在操作中能与病人家属进行良好的沟通交流，并进行健康教育。

【场景】

感染内科病房。

【案例】

姓名：吕××　　　　床号：5床　　　　　年龄：45岁

性别：男　　　　　职业：司机　　　　文化程度：大专

病人因乏力、食欲缺乏2个月，腹胀2周入院。体格检查：T 37℃，P 88次/分，R 22次/分，BP 90/70mmHg；腹水；双下肢水肿。入院第6天病人出现意识混乱，行为异常，定向力障碍，烦躁不安，为坠床高危病人，且欲把输液针头拔掉，有出血、感染的风险。为了保护病人安全，主管医生评估后下医嘱：应用约束带约束病人。护士向家属解释使用约束带的目的、注意事项，家属签署知情同意书后，护士遵医嘱执行应用约束带。

既往史：肝硬化病史，否认手术史，否认重大外伤史，否认药物过敏史，否认输血史。按国家计划免疫预防接种。

个人史：久居本地，无粉尘、毒物、放射性物质接触史，无疫区接触史。

婚育史：已婚已育，育有1女。

医疗诊断：肝硬化腹水。

医嘱：约束带 st。

【护理技能】

1．病情评估。

2．生命体征测量。

3．正确使用约束带。

【学习任务】

1．说出使用约束带的注意事项。

2．根据案例：

（1）列出主观资料和客观资料。

（2）说明病人为什么出现此情况。

3．根据病人情况，列出约束前后与病人家属的沟通要点。

【标准化病人表演要点】

1．躁动、言语不清。

2．不知疲倦，情绪激惹、急躁。

3．面对约束带强烈挣扎，企图拔出输液针头。

思考与练习

1．对于使用约束带的病人，应如何保证其安全与舒适？

2．各种约束带的使用部位和目的是什么？

3．约束带适用于哪些对象，其目的是什么？

4．如果病房没有约束带可用什么替代，如何操作？

第四章
生命体征评估与护理

一、测量脉搏案例1

【场景】

心内科病房。

【案例】

姓名：张×× 　　床号：15床 　　年龄：75岁

性别：男 　　职业：退休 　　文化程度：初中

病人因反复胸闷、憋气10年，加重伴喘息1周于门诊就诊，拟以慢性心力衰竭、经皮冠脉介入术后、高血压3级极高危、2型糖尿病收入院。病人自诉3年前因胸痛就诊，诊断为急性前间壁心肌梗死，前降支植入2枚支架。出院2个月后因受寒出现咳嗽，咳少量白痰，无发热、胸痛，无喘息，伴轻度胸闷、气短，无心悸，无双下肢水肿，无夜间不能平卧。在当地医院就诊，考虑心功能不全，经治疗后好转，间断服用地高辛、利尿药。3年间反复出现胸闷、憋气，多于快走或做一般家务劳动时出现，时伴咳嗽、咳白黏痰，偶有双下肢水肿，平卧困难，经休息及口服地高辛、呋塞米等药物后可逐渐缓解。

既往史：高血压病史30余年，最高血压220/110mmHg，平时间断服用复方降压片、降压0号等药物，血压控制情况不详。糖尿病史5年，一直口服降糖药物治疗。无药物过敏史。

个人史：吸烟史50年，每日20支左右，不饮酒。

体格检查：T 37.3℃，R 26次/分，P 90次/分，BP 120/90mmHg。神志清楚。高枕卧位。呼吸急促。口唇轻度发绀。颈静脉无曲张。双肺呼吸音粗，双肺散在干湿啰音。心界叩诊不满意，HR 90次/分，律齐，心音低钝，各瓣膜区未闻及杂音。腹软，肝肋下触及1cm，质韧，边缘钝，无压痛。双下肢水肿（＋）。

辅助检查：血常规：WBC 12.9×10^9/L，Hb 120g/L，PLT 297×10^9/L。分类：分叶中性粒细胞72%，Ly% 26%，Mono% 2%，PLT 250×10^9/L。尿常规：尿蛋白微量，尿糖（＋），尿酮体（－），镜检（－）。心电图：窦性心率，陈旧前间壁心肌梗死，偶发室性期前收缩。胸部X线片：心影增大，呈靴形，肺门影增大，右下肺可见斑片状影，考虑右下肺感染。超声心动图：升主动脉内径39mm，主动脉根部内径35mm，左心房前后径43mm，左心室舒张内径67mm，左心室收缩内径59mm，室间隔舒张期厚度5mm，左心室后壁舒张期厚度6mm，左心室射血分数24.9%。

医疗诊断：冠心病，陈旧前间壁心肌梗死，慢性充血性心力衰竭（心功能Ⅲ级），急性左心衰竭，右下肺感染，高血压病，

2型糖尿病。

医嘱：地高辛2.5mg qd po。

【护理技能】

1．病情评估。

2．生命体征测量。

【学习任务】

1．说出纽约心功能分级。

2．说出洋地黄类药物的副作用和使用时的观察内容。

3．说出高血压分级和危险因素。

4．根据案例：

（1）列出主观资料和客观资料。

（2）说明病人目前可能存在的风险。

（3）说出正确测量血压的方法和注意事项。

5．根据病人情况，列出预期沟通交流与关爱的要点。

【标准化病人表演要点】

1．端坐卧位，呼吸急促。

2．慢性虚弱面容、精神差、语言缓慢。

3．对服用地高辛药物作用提问，担心副作用。

思 考 与 练 习

　　根据案例资料，思考以下问题并进行实践：

　　1．该病人主要的临床问题是什么？请提供判断依据。

　　2．围绕该病人出现的问题，护士需要关注的线索有哪些？

二、测量脉搏案例2

学习目标

1. 知识　心房颤动的心电图表现；正常心率、心律；常见异常心率、心律的类型和表现。

2. 技能　正确测量生命体征；书写护理记录。

3. 态度／交流　运用恰当的技巧与病人进行沟通，表现出良好的职业素养，关爱病人。

【场景】

心内科病房。

【案例】

姓名：陈××　　　　床号：15床　　　　年龄：55岁

性别：男　　　　　　职业：自由职业　　　文化程度：本科

病人因阵发性心悸半年余，加重1周就诊。心电图：心房颤动，平均心室率69次／分，ST段轻度压低，T波低平。主诉每月发作3～4次，持续1小时可缓解，无胸闷、胸痛，无呼吸困难及咯血，无黑蒙、晕厥，不伴意识丧失。近1周来症状加重，心悸频率明显增加，每天发作1～2次。门诊体格检查：BP 160/84mmHg，可扪及脉搏短绌及期前收缩，未见其他明显异常。

既往史：高血压病史20余年，最高血压160/100mmHg，间断服用降压药物，血压控制不理想。糖尿病史5年，一直口服降糖药物治疗。无药物、食物过敏史。

个人史：吸烟史20年，每日20支左右，饮酒史20年。

医疗诊断：心房颤动。

医嘱：测量脉搏tid。

【护理技能】

1．病情评估。

2．脉搏测量。

【学习任务】

1．说出心房颤动的心电图表现，正常心率、心律，以及常见异常心率、心律的类型和表现。

2．根据案例：

（1）列出主观资料和客观资料。

（2）说明病人目前存在的问题。

（3）说出测量脉搏的要点和注意事项。

3．根据病人情况，列出预期沟通交流与关爱的要点。

【标准化病人表演要点】

1．头晕、心悸、虚弱不适。

2．慢性虚弱面容、精神差、语言缓慢。

3．对测量心率数值关心，关注心率数值的准确性。

思考与练习

根据案例资料，思考以下问题并进行实践：

1．该病人主要的临床问题是什么？请提供判断依据。

2．围绕该病人出现的问题，护士需要关注的线索有哪些？

三、测量血压案例1

学习目标

1. **知识** 高血压分级；高血压临床表现。
2. **技能** 正确测量生命体征；书写护理记录。
3. **态度/交流** 运用恰当的技巧与病人进行沟通，表现出良好的职业素养，关爱病人。

【场景】

心内科病房。

【案例】

姓名：钟×× 　　床号：5床 　　年龄65岁

性别：男 　　职业：退休 　　文化程度：高中

病人因血压升高4年，头痛、头晕4天，以高血压二级很高危收入院。自诉4年前无明显诱因出现头晕、头胀等不适症状，于社区医院就诊，BP 160/90mmHg，给予硝苯地平缓释片20mg qd po，血压维持在140/90mmHg左右，无头晕、头痛症状。规律药物治疗1年后，自行停药。4天前再次出现头晕、头痛，症状较前加重，自测BP 170/90mmHg，自行口服马来酸依那普利片5mg bid po进行降压治疗，症状稍缓解。入院后予硝苯地平缓释片20mg qd po，测量血压tid；住院期间病人仍抗拒规律服用降压药，经过交谈得知病人未规律服药原因：听说坚持每天饮用兰荞茶可以控制血压，一旦规律服用降压药需终身服药。病人情绪激动后出现头晕、头痛，医生查看病人后下医嘱：立即测量血压。

既往史：高血压病史4年，否认结核、肝炎等传染病，否认手术史，无冠心病史，无过敏史。

个人史：吸烟史40余年，每日10支；不规律饮酒史40余年；无毒品接触史。

婚育史：已婚，育有1子，配偶与儿子均体健。

家族史：父亲有高血压病史，死于脑溢血；母亲体健，患有糖尿病。

医嘱：测量生命体征st。

【护理技能】

1. 病情评估。

2. 生命体征测量。

【学习任务】

1. 说出高血压分级。

2. 根据案例：

（1）列出主观资料和客观资料。

（2）说明病人目前可能存在的风险。

（3）说出正确测量血压的方法和注意事项。

3. 根据病人情况，列出预期沟通交流与关爱的要点。

【标准化病人表演要点】

1. 头痛、头晕不适。

2. 痛苦面容，情绪略急躁。

3. 拒绝服药。

4. 对测量血压数值关心，关注血压数值的准确性。

思考与练习

　　根据案例资料，思考以下问题并进行实践：

　　1. 该病人主要的临床问题是什么？请提供判断依据。

　　2. 围绕该病人出现的问题，护士需要关注的线索有哪些？

四、测量血压案例2

学习目标

1. 知识　高血压分级；偏瘫病人测血压的注意事项。
2. 技能　正确测量生命体征；书写护理记录。
3. 态度/交流　运用恰当的技巧与病人进行沟通，表现出良好的职业素养，关爱病人。

【场景】

神经内科病房。

【案例】

姓名：王×　　　床号：15床　　　年龄：65岁
性别：男　　　　职业：工人　　　文化程度：本科

病人因发现血压升高15年，伴头痛、头晕2天，右侧肢体活动障碍入院。病人5个月前晨起如厕突然出现眩晕，跌倒在地，突发脑梗死住院治疗。体格检查：右侧肢体偏瘫，活动不便；右上肢肌力2级，右下肢肌力1级，无法自主站立；身高1.68m，体重80kg。生活需他人照顾，留有陪护1人。

既往史：高血压病史15年，最高血压180/95mmHg，间断服用降压药，血压控制不理想。无药物、花粉、食物过敏史。

个人史：吸烟史20年。

医疗诊断：脑梗死右侧肢体瘫痪，高血压三级，极高危。

医嘱：监测血压bid。

【护理技能】

1．病情评估。

2．生命体征测量。

【学习任务】

1．说出高血压分级。

2．根据案例：

（1）列出主观资料和客观资料。

（2）说明病人目前可能存在的风险。

（3）说出正确测量血压的方法和注意事项。

3．根据病人情况，列出预期沟通交流与关爱的要点。

【标准化病人表演要点】

1．头痛，头晕。

2．痛苦面容，情绪略急躁。

3．右侧肢体活动不灵活。

思 考 与 练 习

根据案例资料，思考以下问题并进行实践：

1．该病人主要的临床问题是什么？请提供判断依据。

2．围绕该病人出现的问题，护士需要关注的线索有哪些？

五、体温监测案例

学习目标

1. 知识　体温的分级。

2. 技能　正确实施体温监测及降温方法；书写相关护理记录。

3. 态度/交流　运用恰当的技巧与病人进行有效沟通，将疾病相关知识宣教融入沟通交流中，表现出良好的职业素养，关心、关爱病人。

【场景】

基本外科病房。

【案例】

姓名：任××　　　床号：10床　　　年龄：26岁

性别：男　　　　职业：公务员　　　文化程度：本科

病人因排便时肛周疼痛不适，发热，疲倦乏力入院。病人2周前无明显诱因出现排便时肛周疼痛不适，无寒战、发热、腹痛、腹胀等，未予重视。今日排便时疼痛加重，体温高达39.5℃。目前病人为入院后2小时，肛周不适，精神疲倦，乏力，体温高。护士查体时发现肛周局部红肿明显。

既往史：否认肝炎、结核、疟疾等传染病史，否认高血压、心脏病史，否认糖尿病、脑血管疾病、精神疾病史，否认外伤史，否认输血史，否认药物、食物过敏史，预防接种史不详。

个人史：久居本地，无疫区居住史，无化学性物质、放射物、毒品接触史，无吸烟、饮酒史。

婚育史：未婚未育。

家族史：家族中无传染病和遗传性疾病史。

体格检查：T 38.9℃，P 110次/分，R 22次/分，BP 130/90mmHg。焦虑不安，神志清楚，疲倦乏力。肛周局部红肿明显。

初步诊断：肛周脓肿，高热。

医嘱：静脉抗炎治疗，生命体征监测，明日行肛周脓肿切开引流术。

【学习任务】

1. 说明体温监测的方法。

2. 根据案例：

（1）列出主观资料和客观资料。

（2）说明病人体温高的原因。

（3）说出体温监测前的解释要点和体温监测注意事项。

3. 根据病人情况，列出预期沟通交流与关爱的要点。

【标准化病人表演要点】

1. 发热。

2. 肛周疼痛不适。

3. 疲倦乏力，情绪略急躁。

4. 对体温高提问，表现出担心和紧张。

思考与练习

根据案例资料，思考以下问题并进行实践：

1. 该病人主要的临床问题是什么？请提供判断依据。

2. 围绕该病人出现的问题，护士需要关注的线索有哪些？

六、呼吸功能锻炼案例

【场景】

呼吸内科病房。

【病例】

姓名：李×× 　　床号：3床 　　年龄：71岁

性别：男 　　职业：退休工人 　　文化程度：初中

病人1周前因受寒感冒后出现发热，咳嗽，咳白色黏痰，近2天痰量比以前明显增多，晨练后感觉气喘，腹部胀满，不思饮食。门诊以慢性阻塞性肺疾病、肺部感染收入院。

既往史：病人既往有慢性支气管炎，感冒时会反复急性发作。否认结核、肝炎等传染病史，否认手术史，无高血压、冠心病史，无药物过敏史。

个人史：吸烟史50年，偶尔少量饮酒，无毒品接触史。

婚育史：已婚，配偶体健，育有1子1女。

入院体格检查：T 38.9℃，P 96次/分，R 25次/分，BP 130/85mmHg。神志清楚。皮肤潮湿。口唇、指端轻度发绀。桶状胸，胸部叩诊呈过清音，心界不大，肺部听诊心音遥远，双下肺听诊有湿啰音。

辅助检查：肺部X线片示双下肺片状影，血常规示WBC 1.2×10^9/L。

医疗诊断：慢性阻塞性肺疾病，社区获得性肺炎。

经过1周治疗后，病人一般情况良好，T 37.1℃，P 88次/分，R 22次/分，BP 132/80mmHg。

医嘱：二级护理，半流饮食，生命体征测量bid，持续低流量吸氧，呼吸功能锻炼。

【学习任务】

1．说明呼吸功能锻炼的方法及效果。

2．根据案例：

（1）列出主观资料和客观资料。

（2）说明病人目前呼吸型态存在的问题，呼吸锻炼的目的。

（3）说出呼吸锻炼需要的环境及病人个人需要做的准备。

（4）能够正确示范呼吸功能锻炼的方法和评价方法。

3．根据病人情况，列出预期沟通交流与关爱的要点。

【标准化病人表演要点】

1．病人精神萎靡，表情淡漠。

2．半坐位，气喘，时有咳嗽、咳白色黏痰。

3．对呼吸功能锻炼能改善呼吸状态持怀疑态度。

4．对呼吸功能锻炼方法提出疑问，初学时表现出没有掌握要领，要求护士再次示范。

思考与练习

根据案例资料，思考以下问题并进行实践：

1. 该病人主要的临床问题是什么？请提供判断依据。

2. 围绕该病人出现的问题，护士需要关注的线索有哪些？

3. 针对病人如何开展呼吸康复和健康教育？

4. 护士要能够正确示范呼吸锻炼的方法。

七、呼吸困难案例

学习目标

1. 知识　呼吸功能；缺氧的观察与评估。

2. 技能　正确测量呼吸、血氧饱和度；正确观察病情；对病人呼吸困难严重性进行正确判断。

3. 态度/交流　关爱病人，观察病人生命体征时与病人进行沟通，表现出良好的职业素养。

【场景】

呼吸内科病房。

【病例】

姓名：秦××　　　床号：21床　　　年龄：45岁

性别：男　　　　职业：厨师　　　文化程度：大专

病人于10年前秋末开始出现咳嗽，咳白色泡沫样痰，间断咳黏脓痰，治疗1个月后痊愈。此后每年冬季反复出现以上症状，且持续时间逐渐延长至3个月以上。气候转暖后较少发作，2年前开始出现活动后气促。1周前因感冒后再次出现咳嗽、咳痰，经门诊抗生素治疗无效后收入院。

既往史：6年前曾行胆囊切除术，否认心脏病、糖尿病等疾病史。对青霉素过敏。

个人史：吸烟史20年，每天20～40支。

入院体格检查：T 37.9℃，P 101次/分，R 26次/分，BP 130/85mmHg，SpO_2 92%。活动后气促，自诉呼吸费力，无法平卧，咳嗽，咳黄绿色脓痰。表情淡漠、沉默、少言。桶状胸。杵状指。口唇发绀。听诊闻及双肺底湿啰音。

辅助检查：心电图正常。

医疗诊断：慢性阻塞性肺疾病急性加重期。

医嘱：舒适体位；每2小时监测呼吸、血氧饱和度；高热量、高维生素、低产气性饮食；氧气吸入；0.9%氯化钠100ml＋头孢噻肟2.0g iv drop qd，万托林2喷/次bid，沐舒坦30mg po tid。

【学习任务】

1．评估病人缺氧及呼吸困难的程度并提供护理。

2．根据案例：

（1）列出主观资料和客观资料。

（2）说明病人目前呼吸型态存在的问题。

（3）能够对病人进行全面、正确的吸氧健康教育。

（4）测量血氧饱和度并正确读出数值。

3．根据病人情况，列出预期沟通交流与关爱的要点。

【标准化病人表演要点】

1．病人精神萎靡，表情淡漠。

2．病人呼吸急促，费力，不能平卧。

3．表情痛苦，紧张，说话时而断续。

思考与练习

根据案例资料，思考以下问题并进行实践：

1. 该病人主要的临床问题是什么？请提供判断依据。

2. 围绕该病人出现的问题，护士需要关注的线索有哪些？

3. 针对病人如何开展缺氧的评估和健康教育。

4. 护士要能够正确示范双鼻导管吸氧的方法。

八、胸部物理排痰案例

学习目标

1. 知识 促进痰液排出及引流的方法。

2. 技能 能为大量痰液病人进行胸部叩击排痰。

3. 态度/交流 关爱病人，理解病人的苦恼，耐心解释与安慰病人，给予其关怀感。

【场景】

呼吸内科病房。

【病例】

姓名：王×× 　　床号：21床 　　年龄：43岁

性别：男 　　职业：售货员 　　文化程度：大专

病人1个多月前感冒后开始出现咳嗽、咳痰，自服头孢类抗生素及氨溴索半月，症状略有减轻，1周前咳嗽、咳痰症状加重，影响睡眠，痰液开始转为脓痰，量约150ml。门诊胸部X线片：肺纹理增多、增粗，排列紊乱；双肺均可见支气管囊状扩张。门诊以支气管扩张收入院。入院体格检查：T 37.8℃，P 88次/分，R 19次/分，BP 124/71mmHg；神志清楚；咳嗽，咳脓痰，无咯血；双肺可闻及广泛干湿啰音，以湿啰音为主。血常规：WBC $12.4×10^9$/L，NEUT $0.74×10^9$/L，RBC $3.9×10^{12}$/L，Hb 100g/L。凝血功能正常。肝功能、血生化无明显异常。

　　既往史：病人15年前曾行剖宫产术，10年前曾因肺炎住院。否认高血压、糖尿病及传染病史。无食物、药物过敏史。

　　个人史：无吸烟、饮酒史，无毒品接触史。

　　医疗诊断：支气管扩张。

　　医嘱：高热量、高维生素、易消化饮食，胸部物理排痰qd，0.9%氯化钠10ml＋氨溴索30mg雾化吸入，0.9%氯化钠100ml＋头孢曲松2.0 iv drop q12h。

【学习任务】

　　1．评估病人咳嗽、咳痰情况。

　　2．根据案例：

　　（1）列出主观资料和客观资料。

　　（2）能正确评估支气管扩张病人痰液的性质、量，并正确记录。

　　（3）能为大量痰液病人进行胸部叩击排痰。

　　（4）能为病人制订正确的咳嗽、咳痰护理措施。

　　3．根据病人情况，列出预期沟通交流与关爱的要点。

【标准化病人表演要点】

　　1．苦恼，情绪低落。

　　2．半卧位床上休息，咳嗽时一手按住胸部，一手拿纸捂住口，双眉紧皱。

思考与练习

　　根据案例资料，思考以下问题并进行实践：

　　1．该病人主要的临床问题是什么？请提供判断依据。

　　2．围绕该病人出现的问题，护士需要关注的线索有哪些？

　　3．该病人的护理措施有哪些？

第五章

满足病人营养的需要

一、插胃管及间歇鼻饲案例

学习目标

1. 知识　间歇鼻饲的概念及适应证。
2. 技能　正确实施插胃管和鼻饲操作。
3. 态度/交流　关心体贴病人，为病人减轻痛苦，体现良好的职业素养。

【场景】

神经内科病房。

【案例】

姓名：秦××　　　床号：15床　　　年龄：53岁

性别：男　　　　职业：自由职业　　文化程度：高中

病人近1周自感头晕，午饭进餐时感吞咽费力，咽喉部分泌物多，傍晚出现言语不清、鼻音重、双上肢乏力。次日清晨起不能抬头，饮水呛咳，来我院就诊，门诊以急性延髓麻痹原因待查收入院。入院3天病情进展迅速，出现进食困难。2周前有急性腹泻史，2天前有过度饮酒史，既往无高血压病史。

入院体格检查：T 36.0 ℃，P 64次/分，R 17次/分，BP 140/95mmHg。心、肺、腹无异常。神志清楚。构音障碍。双眼外展露白约5mm，角膜反射消失。张口受限，双侧软腭动度差，咽反射消失，伸舌受限。双侧耸肩、抬头不能。双上肢肌力Ⅲ级，双下肢肌力Ⅳ级，四肢肌张力减弱，双侧前臂下1/3平面以下痛、温觉减退，双上肢腱反射（＋），双下肢腱反射（＋＋），双侧病理反射（－）。

实验室检查：血、尿常规正常。生化检查除总胆固醇水平升高（6.4mmol/L）外，余各项指标正常。颅脑CT、MR检查均未见异常。脑脊液检查示潘迪试验（＋），Pro 860mg/L，细胞 6×10^3/L，葡萄糖、氯化物正常。

医疗诊断：吉兰-巴雷综合征。

病人进食差，为促进病人吞咽功能的恢复，遵医嘱行间歇管式营养供给。

【护理技能】

1．评估病人吞咽功能。

2．插胃管的流程和注意事项。

3．间歇鼻饲的流程和注意事项。

【学习任务】

1．说出间歇鼻饲的适应证。

2．根据案例：

（1）说出病人进行间歇鼻饲的优点。

（2）列出该病人可能出现的并发症及处理措施。

3．根据所学知识，向病人及家属做鼻饲喂养的健康教育。

【标准化病人表演要点】

1．言语不清，口角流涎。

2．抬头无力。

3．双上肢可以勉强抬起。

思考与练习

根据案例资料，思考以下问题并进行实践：

1．比较鼻胃管、胃造口法和间歇鼻饲法。

2．围绕该病人的情况，应告知病人插管和注食时可能出现哪些不良反应？

二、插胃管及肠内营养泵案例

学习目标

1. **知识**　肠内营养泵的目的及适应证。
2. **技能**　正确实施插胃管及肠内营养泵的操作。
3. **态度/交流**　对病人认真负责，关心照顾，树立良好的职业形象。

【场景】

消化内科病房。

【案例】

姓名：李×　　　　床号：3床　　　　年龄：31岁

性别：男　　　　职业：服务员　　　　文化程度：大专

病人因饮酒后出现呕吐，左上腹疼痛1天收入院。入院体格检查：体重62kg；腹肌紧张，左上腹压痛，反跳痛；WBC $13.8 \times 10^9/L$；胸部X线片、腹部B超未见异常。予禁食、解痉、抑酸、抗感染等治疗。第2天病人腹痛缓解，T 39.3℃，R 30次/分，左肺呼吸音减弱，$SpO_2 < 90\%$（鼻塞吸氧），HR 112次/分，WBC $23.2 \times 10^9/L$，头颅CT、MRI检查均未见异常，脑脊液检查示潘迪试验（＋），Pro 860mg/L，WBC $6 \times 10^3/L$，NEUT% 91.6%。转入重症监护病房。

入重症监护病房第1天全腹、盆腔未见异常，初步诊断：肺部感染，胸腔积液查因。予抗感染、抑酸、对症支持治疗。考虑腹部未见明显问题，病人饥饿感明显，予进食流质饮食。第3天腹部症状消失，呼吸困难不改善。第4天行B超：左侧胸腔大量包裹性积液，穿刺呈出血性改变。第5天行食管造影：食管下段贲门区左侧对比剂外漏，瘘口宽2cm，对比剂进入左侧胸腔。明确诊断为自发性食管破裂，立即予禁食，胃肠减压，左侧胸腔密闭式引流，继续抗感染。第6天根据病人情况，持续肠内营养液泵入。

【护理技能】

1. 病人营养风险筛查。

2. 肠内营养泵的使用方法。

3. 肠内营养泵报警的处理。

【学习任务】

1. 说出使用肠内营养泵的注意事项。

2. 根据案例：

（1）说出病人使用肠内营养泵的优势。

（2）列出该病人在插胃管过程中需要注意的要点。

3. 说出证明胃管在胃内的方法。

【标准化病人表演要点】

1. 腹痛。

2. 呼吸困难。

3. 精神差，全身无力。

思考与练习

根据案例资料，思考以下问题并进行实践：

1. 在给病人插胃管的过程中，出现不良反应的处理措施有哪些？

2. 围绕该病人的情况，谈一谈肠内营养泵的常见并发症及处理措施。

三、营养风险筛查案例

【场景】

消化内科病房。

【案例】

姓名：奚××　　　床号：3床　　　　年龄：22岁

性别：男　　　　职业：学生　　　　文化程度：研究生

病人7年前因上腹痛就诊，肠镜提示回盲瓣增殖溃疡性病变，病理为黏膜重度慢性炎，可见坏死及炎性渗出物，炎性肉芽组织形成，诊断为炎症性肠病。自发病以来先后使用沙利度胺、硫唑嘌呤及英夫利西单抗治疗，疾病急性发作期给予对症治疗。1个月前劳累后发热伴畏寒，最高体温40℃；中上腹隐痛，大便3～5次/天，为糊状便；乏力，食欲缺乏，1个月来体重下降5kg。入院当日主诉间断腹痛，全天大便6次，为糊状黏液脓血便。

既往史：否认结核、肝炎等传染病史，否认手术史，无高血压、冠心病史，无药物过敏史。

个人史：无吸烟、饮酒史，无毒品接触史。

体格检查：T 37.2℃，P 96次/分，R 22次/分，BP 96/55mmHg。身高176cm，体重56kg。病人消瘦，骨突处明显，上臂围25cm，腹围65cm。皮肤略苍白，无水肿。平卧位腹部凹陷，右下腹轻压痛，无反跳痛及肌紧张，无腹部包块。

实验室检查：RBC 3.9×10^{12}/L，Hb 105g/L，CRP 16mg/L，ESR 35mm/h，Alb 29g/L。便隐血实验阳性。

医疗诊断：克罗恩病。

【护理技能】

1. 测量身高、体重、上臂围。

2. 计算体重指数。

3. 使用营养风险筛查（nutrition risk screening，NRS2002）。

【学习任务】

1. 说出测量身高、体重、上臂围的方法。

2. 说出NRS2002的适用对象。

3. 根据案例：

（1）列出使用NRS2002进行初步筛查需要评估的项目。

（2）计算出NRS2002最终筛查评分。

4. 根据病人情况，列出预期沟通交流与关爱的要点。

【标准化病人表演要点】

1. 选择体型消瘦、骨突明显的标准化病人，表现出慢性疾病导致的乏力。

2. 自述间断腹痛，配合查体时表现出右下腹轻压痛。

3. 自述食欲缺乏、排便次数增加，提问营养支持的建议。

4. 对体重下降感到焦虑。

思考与练习

根据案例资料，思考以下问题并进行实践：

1. 根据病人病情及营养风险筛查结果，评估病人目前营养状况，病人有哪些营养相关的护理问题？入院后改善该病人营养状况的护理措施有哪些？

2. 经过营养师、主管医生和护士综合评估后，为病人制订急性期肠外营养支持计划，在营养液配置时应注意哪些问题？

四、口服糖耐量饮食案例

学习目标

1. 知识　口服糖耐量试验的意义。

2. 技能　指导进行口服糖耐量试验的方法，正确进行糖化血红蛋白静脉血采集。

3. 态度/交流　运用恰当的技巧与病人进行沟通，表现出良好的职业素养，关爱病人。

【场景】

内分泌科门诊。

【案例】

姓名：李××　　　　床号：13床　　　　年龄：52岁

性别：男　　　　　职业：出租车司机　文化程度：高中

病人因体检发现血糖水平升高就诊，接诊当日测空腹快速血糖为7.9mmol/L。

既往史：高脂血症10年，规律口服阿托伐他汀治疗，甘油三酯控制在1.9 ～ 2.2mmol/L，否认结核、肝炎等传染病史，否认手术史，无高血压、冠心病史，无药物过敏史。

个人史：吸烟40余年，每天2 ～ 3支。每日三餐，进餐时间不规律。工作时间久坐，近一年开始每周锻炼1 ～ 2次，每次散步约半小时。

家族史：母亲患高血压、糖尿病，父亲因心肌梗死去世。

体格检查：T 36.2℃，P 76次/分，R 22次/分，BP 140/75mmHg。身高170cm，体重85kg。

医疗诊断：高脂血症，血糖异常。

医嘱：口服糖耐量试验，尿糖测定，糖化血红蛋白测定st。

【护理技能】

1．指导病人口服糖耐量试验前1周，饮食及口服葡萄糖溶液的注意事项。

2．为病人进行静脉采血检测血糖及糖化血红蛋白。

3．指导病人留取尿标本检测尿糖。

【学习任务】

1．说出口服糖耐量试验的诊断意义。

2．说出在口服糖耐量试验中，病人口服葡萄糖溶液后常规采血时间。

3．在多次静脉采血过程中减少病人痛苦，表达对病人的关爱。

【标准化病人表演要点】

1．自述血糖水平升高。

2．提问口服葡萄糖溶液的方法。

3．提问多次静脉采血的时间。

4．对血糖水平升高表示焦虑，询问饮食控制和运动的建议。

思考与练习

根据案例资料，思考以下问题并进行实践：

1. 进一步评估病人长期服药情况，指导病人在口服糖耐量前合理用药。

2. 进一步评估病人的日常饮食、运动习惯，为病人制订饮食及运动计划。

五、鼻饲案例

学习目标

1. 知识 肠内营养的适应证、禁忌证及并发症；肠内营养的输注方式。

2. 技能 正确实施经鼻胃管/鼻肠管给予管饲喂养操作。

3. 态度/交流 运用恰当的技巧与病人进行沟通，表现出良好的职业素养，关爱病人。

【场景】

消化内科病房。

【案例】

姓名：宋×× 床号：16床 年龄：35岁

性别：男 职业：职员 文化程度：大学

病人3天前于进食、饮酒后出现上腹部剧烈腹痛，就诊于外院急诊，查血LIP 7110U/L，血AMY 430U/L，腹盆CT示胰腺周围渗出，诊断为急性胰腺炎。病人经急诊治疗2天后，病情缓解，生命体征平稳，转入病房继续治疗。体格检查：T 36.5℃，P 86次/分，R 22次/分，BP 140/75mmHg；身高178cm，体重85kg；腹部稍膨隆，无肠型，无蠕动波，未见格雷-特纳（Grey-Turner）征及卡伦（Cullen）征，肠鸣音2～3次/分，上腹部压痛，墨菲（Murphy）征阴性。病人主诉间断腹痛、腹胀。全天排少量黄色稀便3次，排尿正常。急查化验：WBC $9.3 \times 10^9/L$，ESR 25mm/h，CRP 5.6mg/L，血AMY 181U/L，血LIP 649U/L，尿AMY 1170U/L，Pro 38.7g/L。腹部CT胰腺周围渗出减少。医生考虑病人目前可开始早期肠内营养支持，于内镜引导下置入三腔鼻胃-空肠管，置入深度80cm，尖端位于空肠起始部，空肠腔开口于空肠，胃腔开口于胃内。置管后给予管饲饮食。

既往史：既往体健。否认结核、肝炎等传染病史，否认手术史，无高血压、冠心病史，无药物过敏史。

个人史：无吸烟史，偶饮酒。

医疗诊断：急性胰腺炎。

医嘱：短肽型肠内营养制剂500ml鼻饲，营养泵泵入80ml/h st。

【护理技能】

1. 鼻饲前通过回抽评估胃肠内残余量。

2. 肠内营养泵间歇输注营养液的操作方法。

3. 鼻饲结束后冲洗鼻胃肠管。

【学习任务】

1. 说出肠内营养的适应证、禁忌证。

2. 根据案例：

（1）说出病人在鼻饲过程中避免误吸的方法。

（2）列出病人鼻饲后可能出现的并发症及观察要点。

3. 根据病人情况，列出预期沟通交流与关爱的要点。

【标准化病人表演要点】

1. 表现腹痛、腹胀，查体时配合表现上腹部轻压痛。

2. 提问冲洗鼻胃肠管的方法及意义。

3．提问肠内营养输注过程中及输注后的体位。

4．表现对留置胃肠管的焦虑。

思考与练习

根据案例资料，思考以下问题并进行实践：

1．病人留置鼻胃管、鼻肠管时，为病人进行口腔护理的意义？

2．可以采取哪些措施以避免鼻胃管、鼻肠管脱出？

第六章

满足病人胃肠及排便的需要

一、呕吐、腹泻案例

学习目标

1. 知识　呕吐、腹泻的病情观察与护理。
2. 技能　正确测量生命体征；铺床法；书写相关护理记录。
3. 态度/交流　运用恰当的技巧与病人进行沟通，表现出良好的职业素养，关爱病人。

【场景】

急诊科病房。

【案例】

姓名：王××　　　床号：1床　　　年龄：14岁

性别：男　　　职业：学生　　　文化程度：初中

病人因恶心、呕吐、排稀水样便就诊。病人主诉食欲差、进食少，进食后腹痛并伴有恶心、呕吐，呕吐物为胃内容物，呈酸味，呕吐前常伴恶心，呕吐后感觉轻快。排黄色稀水样便，无黏液脓血附着，便后仍有不尽感，一天数次。

既往史：既往体健。否认结核、肝炎等传染病史，否认过敏史。无家族遗传性疾病史。

个人史：无长期外地居住史，无吸烟、饮酒史。

体格检查：T 37.0℃，P 76次/分，R 18次/分，BP 110/70mmHg。神志清楚，精神差。痛苦面容。腹部压痛，被迫体位。

【护理技能】

1. 病情评估。

2. 生命体征测量。

3. 铺床法。

【学习任务】

1. 根据案例：

（1）列出主观资料和客观资料。

（2）说出腹泻的观察及护理。

（3）说出呕吐的观察及护理。

2. 根据病人情况，列出预期沟通交流与关爱的要点。

【标准化病人表演要点】

1. 精神差，情绪低落，全身乏力。

2. 因腹部疼痛呈现被迫体位。

3. 痛苦面容。

4. 沟通中偶尔出现恶心，便意。

思考与练习

根据案例资料，思考以下问题并进行实践：

1. 该病人主要的临床问题是什么？请提供判断依据。

2. 针对病人的呕吐和腹泻症状，护士需要评估哪些内容？列出护理诊断、问题及相关的护理措施。

二、肠梗阻案例

学习目标

1. 知识　肠梗阻的病情观察与护理。

2. 技能　正确测量生命体征；简易通便剂法的使用；书写相关护理记录。

3. 态度/交流　运用恰当的技巧与病人进行沟通，稳定病人情绪。

【场景】

基本外科病房。

【案例】

姓名：梅×× 　　　床号：16床 　　　年龄：90岁

性别：男 　　　职业：退休 　　　文化程度：初中

病人2天前无明显诱因出现腹胀，伴肛门停止排便、排气，伴恶心、呕吐，呕吐物为胃内容物，无发热。腹部CT检查示肠梗阻，急诊以不完全性肠梗阻收入院。

既往史：否认肝炎、结核、疟疾史。否认手术、外伤、输血及青霉素过敏史。高血压病史20年，血压可控。

个人史：生于原籍，久居本地，无疫水、疫源接触史。否认嗜酒、吸烟史。

家族史：否认家族性遗传病史。

体格检查：T 36.3℃，P 76次/分，R 18次/分，BP 123/80mmHg。病人自发病以来精神弱，睡眠差，未进食1天余，排尿可，4天未排便。腹平坦，未见胃肠型及蠕动波，未见腹壁静脉曲张，腹软，全腹部轻压痛，无反跳痛、肌紧张，叩诊鼓音，肠鸣音稍活跃，6次/分。

医嘱：甘油灌肠剂（110ml）灌肠。

【护理技能】

1．病情观察。

2．测量生命体征。

3．简易通便剂法。

【学习任务】

1．说出保持病人大便通畅的方法。

2．根据案例：

（1）说出粪便评估的内容。

（2）说出维持正常肠道排便的护理措施。

（3）说出简易通便剂灌肠的操作要点和注意事项。

3．根据病人情况，列出对病人心理护理的要点。

【标准化病人表演要点】

1．精神差，情绪低落，全身乏力。

2．腹部轻压痛。

3．烦躁。

4．恶心、呕吐。

思 考 与 练 习

根据案例资料，思考以下问题并进行实践：

1. 护士在给病人灌肠的过程中可能会出现哪些问题，应如何处理？

2. 针对肠梗阻病人，目前临床多采用甘油灌肠剂灌肠，较少采用大量不保留灌肠方法灌肠，原因是什么？

三、结肠镜检查案例

【场景】

门诊。

【案例】

姓名：曹×× 　　病历号：35679 　　年龄：56岁

性别：女 　　　　职业：退休 　　　文化程度：初中

病人2个月前无明显诱因排黏液血便，呈深红色，每日1～2次，不成形，排便困难，排便后伴里急后重感，偶有腹部阵发性疼痛。

既往史：既往体健。无重大外伤、手术史，无药物过敏史。

个人史：生于原籍，无疫区久居史，否认嗜酒、吸烟史。

家族史：否认家族遗传性疾病史。

体格检查：T 36.6℃，P 80次/分，R 18次/分，BP 125/85mmHg。神志清楚，精神可。饮食睡眠好，体重无明显变化。腹平软，未见肠型及蠕动波，左上腹部深压痛，无反跳痛、肌紧张，全腹未触及包块，肠鸣音可，移动性浊音阴性。直肠指诊未见异常，无出血。

医嘱：完善结肠镜检查（复方聚乙二醇电解质散）。

【护理技能】

1. 结肠镜检查前后的准备。

2. 测量生命体征。

3. 实施口服等渗溶液清洁肠道法。

【学习任务】

1. 说出病情观察的要点。

2. 根据案例：

（1）说出结肠镜检查前的注意事项。

（2）说出结肠镜检查后的注意事项。

（3）说出口服等渗溶液清洁肠道法的操作要点。

3. 根据病人情况，列出对病人心理护理的要点。

【标准化病人表演要点】

1. 左上腹部被深压时表现出疼痛。

2. 沟通过程中表现出对疾病的担心和恐惧。

思考与练习

根据案例资料，思考以下问题并进行实践：

1. 针对病人的情况，如何指导病人做结肠镜检查前的肠道准备？

2. 口服等渗溶液清洁肠道法的优点是什么？可能出现的不良反应有哪些？

四、大量不保留灌肠案例

学习目标

1. **知识** 大量不保留灌肠的适应证与注意事项。

2. **技能** 正确实施大量不保留灌肠操作；书写相关护理记录。

3. **态度/交流** 运用恰当的技巧与病人进行有效沟通，将疾病相关知识宣教融入沟通交流中，表现出良好的职业素养，关心关爱病人。

【场景】

基本外科病房。

【案例】

姓名：仲×× 床号：4床 年龄：37岁

性别：女 职业：公司职员 文化程度：本科

病人昨日夜间无明显诱因出现中上腹疼痛，数小时后转移至右下腹部及全腹，有发热，伴轻度恶心，无呕吐。为求进一步诊治来院就诊，急诊以急性阑尾炎收入院。目前病人为刚入院。自诉自发病以来精神不佳，未进食，3日未排便，体力正常，睡眠欠佳，有便秘史，排尿正常。护士查体发现病人腹部平坦，未见胃肠型及蠕动波，全腹压痛明显，以麦氏点为主，反跳痛阳性，疼痛评分7分。

既往史：否认肝炎、结核、疟疾等传染病史，否认高血压、心脏病史，否认糖尿病、脑血管疾病史，否认手术史，否认外伤史，否认药物、食物过敏史。预防接种史不详。

个人史：久居本地，无疫区居住史，无化学性物质、放射物、毒品接触史，无吸烟、饮酒史。

月经史：13岁初潮，周期28～30天，经期3～5天，量适中，无痛经。

婚育史：初婚年龄25岁，与配偶感情和睦，孕1产1，育有1女，女儿体健。

体格检查：T 38.5℃，P 86次/分，R 22次/分，BP 122/75mmHg。焦虑烦躁，神志清楚。全腹压痛明显，以麦氏点为主，反跳痛阳性。

医疗诊断：急性阑尾炎。

医嘱：大量不保留灌肠，生命体征测量，行阑尾切除术。

【学习任务】

1. 说明大量不保留灌肠的方法。

2. 根据案例：

（1）列出主观资料和客观资料。

（2）说明病人在大量不保留灌肠前存在的问题。

（3）说出大量不保留灌肠前的解释要点及大量不保留灌肠的注意事项。

3. 根据病人情况，列出预期沟通交流与关爱的要点。

【标准化病人表演要点】

1. 腹部疼痛，以右下腹为主。

2. 体温高，精神不佳，轻度恶心，情绪略焦躁。

3. 对大量不保留灌肠操作提问，表现出担心和紧张。

思考与练习

根据案例资料，思考以下问题并进行实践：

1. 该病人主要的临床问题是什么？请提供判断依据。

2. 围绕该病人出现的问题，护士需要关注的线索有哪些？

五、清洁灌肠案例

【场景】

基本外科病房。

【案例】

姓名：李××　　　床号：6床　　　年龄：45岁

性别：男　　　　　职业：教师　　　文化程度：本科

病人半个月前无明显诱因出现腹部疼痛不适，呈间歇性胀痛，以右下腹和脐周为中心，伴恶心、呕吐胃内容物数次，无鲜血。肛门偶有排气，腹胀、腹痛加重。门诊行腹腔CT检查示疑似恶性占位并伴机械性肠梗阻，为求进一步诊治收入院。目前为病人入院后第2天。病人自述发病以来，偶有排气，尿量少，体重减轻约3kg。护士查体发现病人腹部胀痛明显，情绪低落。

既往史：否认肝炎、结核、疟疾等传染病史，否认高血压、心脏病史，否认糖尿病、脑血管疾病、精神疾病史，2001年曾行腹腔镜下胆囊切除术，否认外伤史，否认输血史，否认药物、食物过敏史，预防接种史不详。

个人史：久居本地，无疫区居住史，无毒物、毒品接触史，吸烟史20余年，每日约20支，无饮酒史。

婚育史：初婚年龄25岁，育有1子，体健。

家族史：家族中无传染病及遗传性疾病史。

体格检查：T 36.9℃，P 98次/分，R 18次/分，BP 110/65mmHg。情绪低落、恐惧，拒绝与他人沟通交流。

医疗诊断：不完全肠梗阻，恶性占位待查

医嘱：清洁灌肠，肠镜检查，生命体征测量。

【学习任务】

1．说明清洁灌肠的方法。

2．根据案例：

（1）列出主观资料和客观资料。

（2）说明病人在清洁灌肠前存在的问题。

（3）说出清洁灌肠前的解释要点及清洁灌肠的注意事项。

3．根据病人情况，列出预期沟通交流与关爱的要点。

【标准化病人表演要点】

1．腹部胀痛不适，伴恶心、呕吐。

2．情绪低落、恐惧，拒绝与他人沟通交流。

3．对清洁灌肠操作提问，表现出紧张和拒绝。

思考与练习

根据案例资料，思考以下问题并进行实践：

1．该病人主要的临床问题是什么？请提供判断依据。

2．围绕该病人出现的问题，护士需要关注的线索有哪些？

六、保留灌肠案例

学习目标

1. 知识　保留灌肠的适应证与注意事项。
2. 技能　正确实施保留灌肠操作；书写相关护理记录。
3. 态度/交流　运用恰当的技巧与病人进行有效沟通，将疾病相关知识宣教融入沟通交流中，表现出良好的职业素养，关心、关爱病人。

【场景】

消化内科病房。

【案例】

姓名：赵×× 　　　床号：3床 　　　年龄：31岁

性别：男 　　　职业：公司职员 　　　文化程度：本科

病人因2周前无明显诱因出现反复发作的腹泻于昨日入院，入院诊断为溃疡性结肠炎，入院后给予静脉输液治疗。今日为病人入院第2天，主诉腹痛、腹胀未缓解，排黏液脓血便，里急后重等症状明显。

既往史：否认肝炎、结核、疟疾等传染病史，否认高血压、心脏病史，否认糖尿病、脑血管疾病、精神疾病史，否认外伤史，否认输血史，否认药物、食物过敏史，预防接种史不详。

个人史：无化学物质、放射物、毒品接触史，无吸烟、饮酒史。

婚育史：未婚未育。

家族史：家族中无传染病及遗传性疾病史。

体格检查：T 37.7℃，P 76次/分，R 24次/分，BP 132/75mmHg。病人焦虑忧郁，心理压力大，担心疾病影响工作。

医疗诊断：溃疡性结肠炎。

医嘱：中药保留灌肠，生命体征测量。

【学习任务】

1. 说明保留灌肠的方法。

2. 根据案例：

（1）列出主观资料和客观资料。

（2）说明病人在保留灌肠前存在的问题。

（3）说出保留灌肠前的解释要点及保留灌肠观察的注意事项。

3. 根据病人情况，列出预期沟通交流与关爱的要点。

【标准化病人表演要点】

1. 腹痛腹胀，里急后重。

2. 焦虑忧郁，心理压力大。

3. 对保留灌肠操作提问，表现出紧张和焦虑。

思考与练习

根据案例资料，思考以下问题并进行实践：

1. 该病人主要的临床问题是什么？请提供判断依据。

2. 围绕该病人出现的问题，护士需要关注的线索有哪些？

第七章

满足病人泌尿系统排泄的需要

一、尿潴留案例

学习目标

1. **知识** 尿潴留的病情观察与护理。

2. **技能** 正确测量生命体征；正确实施床上更单及导尿术；书写相关护理记录。

3. **态度/交流** 运用恰当的技巧与病人进行沟通，表现出良好的职业素养，关爱病人。

【场景】

产科病房。

【案例】

姓名：程××   床号：3床   年龄：31岁

性别：女   职业：公司职员   文化程度：本科

病人因停经40^{+4}周，阴道有黄色液体流出入院。入院诊断为G_2P_0，孕40^{+4}周，胎膜早破。病人今晨顺产一女婴，体重4400g，阿普加（Apgar）评分10分，产程顺利。产后3小时，产妇生命体征平稳，T 36.9℃，P 96次/分，R 25次/分，BP 125/85mmHg。神志清楚，阴道有少量出血。主诉会阴部伤口疼痛，生产后3小时到目前依然未能自主排尿，下腹胀痛。产妇面部表情痛苦，情绪略显急躁，自感虚弱，稍活动后出汗。护士查体发现产妇中下腹明显膨隆，叩诊呈浊音。10分钟后，医生下医嘱：导尿。病人向护士询问导尿过程和可能出现的问题，担心导尿会对未来排尿有影响。

既往史：既往体健。否认结核、肝炎等传染病史，否认手术史，无高血压、冠心病史，对头孢类抗生素、青霉素过敏。

个人史：无吸烟、饮酒史，无毒品接触史。

月经史：14岁初潮，周期28～30天，经期6～7天，量适中，无痛经。

婚育史：初婚年龄23岁，与配偶感情和睦，G_2P_0。

医疗诊断：尿潴留。

医嘱：导尿 st。

【护理技能】

1. 病情评估，诱导排尿。

2. 生命体征测量。

3. 导尿术。

【标准化病人表演要点】

1. 伤口疼痛。

2. 尿潴留导致下腹部疼痛。

3. 痛苦面容，情绪略急躁。

4. 对导尿操作提问，表现出担心和紧张。

【学习任务】

1. 说出诱导排尿的方法。

2．根据案例：

（1）列出主观资料和客观资料。

（2）说明病人在导尿前存在的问题。

（3）说出导尿前解释要点及导尿注意事项。

3．根据病人情况，列出预期沟通交流与关爱的要点。

思考与练习

根据案例资料，思考以下问题并进行实践：

1．该病人主要的临床问题是什么？请提供判断依据。

2．围绕该病人出现的问题，护士需要关注的线索有哪些？

二、压力性尿失禁案例

【场景】

妇科病房。

【案例】

姓名：徐×× 　　　床号：1床 　　　年龄：63岁

性别：女 　　　职业：农民 　　　文化程度：高中

病人因咳嗽后漏尿20年，加重2个月入院。病人20年前偶有咳嗽、打喷嚏时漏尿，呈滴状，未引起重视及处理。近2个月来打喷嚏、咳嗽时症状较前明显，漏尿可浸湿内裤，并伴有下腹坠胀不适。病人面部表情痛苦，情绪略显急躁，自述漏尿严重影响生活。体格检查：T 37.1℃，P 96次/分，R 28次/分，BP 130/85mmHg，神志清楚。护士查房发现病人轻度咳嗽或者打喷嚏时发生不自主排尿，经常性尿急，叩诊呈浊音。10分钟后，医生下医嘱：导尿。病人向护士询问导尿过程和可能出现的问题，对漏尿问题及治疗预后表示担忧。

既往史：既往体健。否认结核、肝炎等传染病史，否认手术史，无高血压、冠心病史，无药物、食物过敏史。

个人史：无吸烟、饮酒史，无毒品接触史。

月经史：14岁初潮，48岁绝经，周期28～30天，经期6～7天，量适中，无痛经。

婚育史：初婚年龄23岁，与配偶感情和睦。G_4P_4，均在家自然分娩，胎儿出生体重不详，无难产史，自述产后不久即恢复体力劳动，已结扎。

医疗诊断：压力性尿失禁。

医嘱：导尿st。

【护理技能】

1．病情评估。

2．生命体征测量。

3．导尿术。

【学习任务】

1．说出压力性尿失禁的功能锻炼方法。

2．根据案例：

（1）列出主观资料和客观资料。

（2）说明病人在导尿前存在的问题。

（3）说出导尿前的解释要点及导尿注意事项。

3．根据病人情况，列出预期沟通交流与关爱的要点。

【标准化病人表演要点】

1．对尿失禁感觉尴尬，害怕被歧视。

2．痛苦面容，下腹部疼痛，情绪略急躁。

3．对导尿操作提问，表现出紧张和忧虑。

思考与练习

　　根据案例资料，思考以下问题并进行实践：

　　1. 该病人主要的临床问题是什么？请提供判断依据。

　　2. 围绕该病人出现的问题，护士需要关注的线索有哪些？

三、留置导尿案例

学习目标

1. **知识** 留置导尿的适应证及目的。

2. **技能** 正确实施导尿术；书写相关护理记录。

3. **态度/交流** 运用恰当的技巧与病人进行沟通，表现出良好的职业素养，关爱病人。

【场景】

泌尿科病房。

【病例】

姓名：焉×	床号：43床	年龄：69岁
性别：男	职业：工人	文化程度：本科

病人1个月前无明显诱因出现声音嘶哑，自服抗炎药后稍微缓解。半个月前无明显诱因出现发声困难，门诊行喉镜检查确诊为喉部声带肿物，性质待查，拟行手术治疗收入院。病人入院后完善相关检查，评估围手术期风险后于今日上午在全身麻醉下行喉部结节切除术。主诉下腹胀痛，术后3小时到目前依然未能自主排尿。病人面部表情痛苦，情绪略显急躁。护士查体发现病人中下腹明显膨隆，叩诊呈浊音。10分钟后，医生下医嘱：导尿。病人向护士询问导尿过程和可能出现的问题，担心导尿带来的痛苦。

既往史：既往糖尿病史10年。否认结核、肝炎等传染病史，否认手术史，无高血压、冠心病史，无药物、食物过敏史。

个人史：无吸烟、饮酒史，无毒品接触史。

婚育史：30岁结婚，育有1女，体健。

体格检查：T 37.0℃，P 96次/分，R 20次/分，BP 130/85mmH。神志清楚。

医疗诊断：喉部肿物行切除术后，尿潴留。

医嘱：导尿st。

【护理技能】

1．病情评估，诱导排尿。

2．生命体征测量。

3．导尿术。

【标准化病人表演要点】

1．伤口疼痛。

2．尿潴留导致下腹部疼痛。

3．痛苦面容，情绪略急躁。

4．对导尿操作提问，表现出担心和紧张。

【学习任务】

1．说出诱导排尿的方法。

2．根据案例：

（1）列出主观资料和客观资料。

（2）说明病人在导尿前存在的问题。

（3）说出导尿前的解释要点及导尿注意事项。

3．根据病人情况，列出预期沟通交流与关爱的要点。

思考与练习

根据案例资料，思考以下问题并进行实践：

1. 该病人主要的临床问题是什么？请提供判断依据。

2. 围绕该病人出现的问题，护士需要关注的线索有哪些？

四、留置导尿及膀胱冲洗案例

学习目标

1. **知识** 留置导尿的适应证及目的；膀胱冲洗的病情观察与护理。

2. **技能** 正确测量生命体征；正确实施导尿术及膀胱冲洗；测量膀胱冲洗液；会阴护理；书写相关护理记录。

3. **态度/交流** 运用恰当的技巧与病人进行沟通，表现出良好的职业素养，关爱病人。

【场景】

泌尿科病房。

【病例】

姓名：周× 　　　床号：23床 　　　年龄：69岁

性别：男 　　　职业：农民 　　　文化程度：小学

病人2年前无明显诱因出现尿频、尿急，尿线变细，夜尿增多，每晚4～5次，未特殊诊治。半个月前无明显诱因出现排尿困难，门诊行泌尿系B超及相关检查确诊为良性前列腺增生，拟行手术治疗收入院。病人入院后完善相关检查，评估围手术期风险后在全身麻醉下行经尿道前列腺切除术。

既往史：既往体健。否认结核、肝炎等传染病史，否认手术史，无高血压、冠心病史，对头孢类抗生素、青霉素过敏。

个人史：无吸烟、饮酒史，无毒品接触史。

婚育史：25岁结婚，配偶及2子体健。

体格检查：T 36.9℃，P 96次/分，R 25次/分，BP 130/85mmHg。神志清楚。

医疗诊断：良性前列腺增生。

医嘱：①术前医嘱。术晨留置导尿。②术后医嘱。全身麻醉术后护理常规；生命体征测量bid；经尿道前列腺切除术后护理常规；留置导尿管；持续膀胱冲洗；尿道口擦洗qd。

【学习任务】

1. 说明留置导尿及膀胱冲洗的护理及观察。

2. 根据案例：

（1）列出主观资料和客观资料。

（2）说明病人在导尿前存在的问题。

（3）说出导尿前的解释要点及导尿注意事项。

（4）列出持续膀胱冲洗过程中病人存在的问题及解释要点。

3. 根据病人情况，列出预期沟通交流与关爱的要点。

【标准化病人表演要点】

1. 术晨留置导尿管时对导尿操作提问，表现出担心和紧张。

2. 术前对手术及麻醉提问，表现出对手术的担心和焦虑。

3. 面部表情凝重，情绪紧张。

4. 术后病人伤口疼痛，夜间睡眠不好。

5. 对膀胱冲洗的目的不理解，表现出说话不耐烦。

思考与练习

根据案例资料，思考以下问题并进行实践：

1. 该病人主要的临床问题是什么？请提供判断依据。

2. 围绕该病人出现的问题，护士需要关注的线索有哪些？

五、留置导尿及尿潴留案例

学习目标

1. **知识** 留置导尿的适应证及目的；高血压的观察及注意事项。

2. **技能** 正确测量生命体征；正确实施导尿术；书写相关护理记录。

3. **态度/交流** 运用恰当的技巧与病人进行沟通，表现出良好的职业素养，关爱病人。

【场景】

泌尿科病房。

【病例】

姓名：何×× 　　床号：5床 　　年龄：63岁

性别：男 　　　　职业：农民 　　文化程度：初中

病人3个月前出现夜尿增多，每晚3～4次，每次量小于150ml，排尿费力，尿线细。此后症状逐渐加重，门诊行泌尿系统B超及相关检查诊断为良性前列腺增生。2天前无明显诱因突然出现排尿困难、尿潴留，到急诊室就诊，为行进一步诊治收入院。

既往史：高血压病史20余年，平日口服缬沙坦片80mg早晚一次。阑尾切除术30年。否认肝炎、结核传染病史，否认过敏史。

个人史：无吸烟、饮酒史，无毒品接触史。

婚育史：25岁结婚，配偶及2子体健。

体格检查：T 36.9℃，P 96次/分，R 25次/分，BP 155/100mmHg。神志清楚，痛苦面容。中下腹明显膨隆，叩诊呈浊音。

医疗诊断：良性前列腺增生，尿潴留。

医嘱：二级护理，导尿st，尿道口擦洗qd，生命体征测量bid。

【学习任务】

1. 说出诱导排尿的方法。

2. 根据案例：

（1）列出主观资料和客观资料。

（2）说明病人在导尿前存在的问题。

（3）说出导尿前的解释要点及导尿注意事项。

（4）说明高血压的观察要点及注意事项。

3. 根据病人情况，列出预期沟通交流、人文关怀的要点。

【标准化病人表演要点】

1. 尿潴留导致下腹部胀痛。

2. 痛苦表情，呻吟不止。

3. 导尿操作前反复提问，表现出担心和焦虑。

4. 插导尿管过程中主诉尿道口疼痛。

思考与练习

根据案例资料，思考以下问题并进行实践：

1. 该病人主要的临床问题是什么？请提供判断依据。

2. 围绕该病人出现的问题，护士需要关注的线索有哪些？

3. 学会留置导尿管的护理及健康教育。

六、留置导尿及尿量监测案例

学习目标

1. **知识** 留置导尿管的护理；尿量异常的判断。

2. **技能** 正确测量生命体征；正确实施导尿术；监测尿量；书写相关护理记录。

3. **态度/交流** 运用恰当的技巧与病人进行沟通，表现出良好的职业素养，关爱病人。

【场景】

肾脏内科病房。

【病例】

姓名：王×× 床号：13床 年龄：23岁

性别：女 职业：公司职员 文化程度：本科

病人6周前感冒后出现双下肢水肿，无肉眼血尿，至医院就诊。尿常规：UP（++++），RBC 1.8/HP，尿蛋白/尿肌酐8.69g/gCr。血生化：Alb 24.6g/L，Urea 3.13mmol/L，Cr 59.5μmol/L；尿TRF 1340mg/L，尿Ig 1080mg/L，NAG 69.6U/L。Ig：IgG 8.16g/L，IgA 2.11g/L，IgM 1.26g/L；C3 1.42g/L，C4 0.489。为进一步诊治以肾病综合征收入院。

既往史：既往体健。否认高血压、肾病史，否认肝炎、结核等传染病史。无甲状腺疾病史，无出血史。无输血史。否认药物、食物过敏史。

个人史：生于本地，久居本地。否认疫区居住史，无吸烟、饮酒史，无毒品接触史。

月经史：14岁初潮，周期28～30天，经期6～7天，量适中，无痛经。

婚育史：未婚。

体格检查：T 36.9℃，P 96次/分，R 25次/分，BP 130/85mmHg。神志清楚，情绪低落，表情淡漠。双下肢水肿。

医疗诊断：肾病综合征。

医嘱：二级护理，低盐、低脂饮食、限水，测体重qd，留置导尿管，记录尿量，生命体征测量bid。

【学习任务】

1. 说明导尿管护理及尿量监测的方法。

2. 根据案例：

（1）列出主观资料和客观资料。

（2）说明病人在导尿前存在的问题。

（3）说出导尿前的解释要点及导尿注意事项。

（4）说出病人留置导尿后病人存在的问题及解释要点。

（5）说明尿量监测的方法。

3. 根据病人情况，列出预期沟通交流与关爱的要点。

【标准化病人表演要点】

1. 留置导尿前反复提问，表现出担心和焦虑。

2. 病人面部表情淡漠，情绪低落。

3. 插导尿管过程中主诉尿道口疼痛。

4. 对于尿量的监测提问，表示不理解测量尿量的目的。

思考与练习

根据案例资料，思考以下问题并进行实践：

1. 列举该病人主要的临床问题是什么？请提供判断依据。

2. 围绕该病人出现的问题，护士需要关注的线索有哪些？

3. 学会留置导尿及尿量监测的健康教育。

七、一次性导尿及尿培养标本留取案例

学习目标

1. 知识　尿路感染的病情观察与护理。

2. 技能　正确实施导尿术；尿培养标本的留取；正确测量生命体征。

3. 态度/交流　运用恰当的技巧与病人进行沟通，表现出良好的职业素养，关爱病人。

【场景】

肾脏内科病房。

【病例】

姓名：白××　　　床号：1床　　　　年龄：76岁

性别：女　　　　职业：退休教师　文化程度：本科

病人3周前感冒后出现尿频、尿急、尿痛，低热门诊就诊。尿常规：尿液浑浊，尿沉渣镜检WBC＞5/HP。为进一步诊治以尿路感染收入院。

既往史：否认高血压、肾病史，否认肝炎、结核等传染病史。10年前有过类似症状，口服抗生素（药名不详）后好转。否认药物、食物过敏史。

个人史：生于本地，久居本地。否认疫区居住史，无吸烟、饮酒史，无毒品接触史。

婚育史：初婚年龄23岁，G_2P_0。49岁绝经。

体格检查：T 37.8℃，P 96次/分，R 25次/分，BP 130/85mmHg。神志清楚，表情痛苦，焦虑不安。

医疗诊断：尿路感染。

医嘱：生命体征测量bid，一次性导尿，尿培养标本留取，多饮水。

【学习任务】

1．说明预防尿路感染的措施。

2．根据案例：

（1）列出主观资料和客观资料。

（2）说明病人在导尿前存在的问题。

（3）说出导尿前的解释要点及导尿注意事项。

3．根据病人情况，列出预期沟通交流与关爱的要点。

【标准化病人表演要点】

1．痛苦面容，焦虑不安。

2．排尿时尿频、尿急、尿痛。

3．对导尿操作提出疑问，表现出担心和紧张。

4．插导尿管过程中主诉尿道口疼痛。

思 考 与 练 习

根据案例资料，思考以下问题并进行实践：

1．该病人主要的临床问题是什么？请提供判断依据。

2．围绕该病人出现的问题，护士需要关注的线索有哪些？

八、留置导尿管护理案例

【场景】

产科病房。

【病例】

姓名：王×　　　床号：10床　　　年龄：33岁

性别：女　　　职业：工程师　　　文化程度：硕士

病人因停经37^{+6}周，规律宫缩入院。入院后查宫口扩张3cm，2小时后宫口扩张6cm，但4小时后宫口扩张仍为6cm，诊断为"宫内孕37^{+6}周，活跃期停滞"，拟行子宫下段剖宫产术。

既往史：既往体健。否认结核、肝炎等传染病史，否认手术史，无高血压、冠心病史，对阿莫西林过敏，表现为瘙痒、红疹。

个人史：无吸烟、饮酒史，无毒品接触史。

月经史：14岁初潮，周期28～30天，经期6～7天，量适中，无痛经。

婚育史：初婚年龄23岁，与配偶感情和睦，G_2P_0。

体格检查：T 36.9℃，P 96次/分，R 25次/分，BP 130/80mmHg。焦虑不安，神志清楚，皮肤潮湿出汗。

医疗诊断：G_2P_0，宫内孕37^{+6}周，活跃期停滞。

医嘱：①术前医嘱。留置导尿st，生命体征测量，监测胎心及宫口扩张。②术后医嘱。硬膜外麻醉术后护理常规，子宫下段剖宫产术后护理常规，留置导尿管，会阴擦洗bid。

【学习任务】

1．说明留置导尿管的护理。

2．根据案例：

（1）列出主观资料和客观资料。

（2）说明病人在导尿前存在的问题。

（3）说出导尿前的解释要点及导尿注意事项。

（4）说出病人留置导尿管存在的问题及解释要点。

（5）认识导管相关性尿路感染的预防措施。

3．根据病人情况，列出预期沟通交流与关爱的要点。

【标准化病人表演要点】

1．宫缩痛。

2．提问有关手术风险问题，担心手术有风险。

3．对导尿操作提问，表现出担心和紧张。

4．一直呻吟，情绪略急躁。

思考与练习

根据案例资料，思考以下问题并进行实践：

1. 该病人主要的临床问题是什么？请提供判断依据。

2. 围绕该病人出现的问题，护士需要关注的线索有哪些？

3. 有关留置导尿管的健康教育。

第八章

给 药

一、口服给药案例

学习目标

1. 知识　口服给药途径与原则。

2. 技能　根据医嘱安全正确地完成发药操作，严格查对，过程完整，无差错发生。

3. 态度/交流　做到态度认真负责，解释合理，关爱患儿及家属。

【场景】

儿科病房。

【案例】

姓名：刘×× 　　床号：10床 　　年龄：7岁

性别：男

患儿因左膝关节反复肿痛2个月，伴加重1周入院。患儿2个月前无明显诱因出现左侧膝关节肿痛，伴反复发热（T 37.6～39.2℃），无畏寒、寒战。1周内左膝关节肿痛加重，遂来我院就诊，以"幼年特发性关节炎"收入院。体格检查：T 37.7℃，P 117次/分，R 24次/分，BP 102/61mmHg。体重49kg，身高141cm。患儿自主体位，发育正常。神志清楚，精神稍倦。躯干部可见充血性红色斑疹，浅表淋巴结不大。心肺无异常，肝脾肋下未触及。脊柱及四肢无畸形。左膝关节红肿，有触痛，活动受限，左侧踝阵挛（＋），余神经系统检查无阳性体征。

辅助检查：血常规：WBC 14.9×10⁹/L，NEUT% 80%、Hb 78g/L，PLT 407×10⁹/L，ESR 62mm/h。心肌酶无异常。血生化全套：转氨酶、直接胆红素、肌酐、总胆固醇水平均升高，总钙和游离钙水平稍降低。心电图、胸部X线检查均无异常。入院后第2天做腰椎穿刺，脑脊液常规无特殊，头颅CT未见异常。住院第2天，患儿于凌晨2点出现发热，体温升高至39.2℃，无头痛、畏寒、寒战、抽搐等症状。

既往史：既往体健。此次发病前无上呼吸道感染、腹泻。否认肝炎、结核、伤寒、疟疾等传染病史，否认重大手术、外伤史。否认药物过敏史。

个人史：患儿为第一胎第一产，足月顺产，生产过程顺利，否认窒息、缺氧，抬头、翻身、坐、爬、走、说话等同同龄男孩，具体不详。现读小学2年级，成绩一般。

家族史：父母均体健，否认家族中有类似疾病史，否认家族性精神疾病、肿瘤、遗传性疾病史。

医疗诊断：幼年特发性关节炎。

医嘱：布洛芬混悬液5ml st。

【护理技能】

1. 口服给药。

2. 生命体征监测。

【学习任务】

1. 说出给药"5个准确"及"三查八对"的具体内容。

2. 根据案例：

（1）在给药前评估患儿病情、过敏史。

（2）根据医嘱正确执行给药操作。

（3）说明液体剂型药物给药的注意事项，说出给药后的观察要点。

3. 根据患儿情况，列出给药时与患儿及家长沟通交流的要点。

【标准化病人表演要点】

1. 左膝关节疼痛。

2. 精神疲倦。

3. 对服药的作用和注意事项提问，表现出担心和紧张。

思考与练习

根据案例资料，思考以下问题并进行实践：

1. 该患儿主要的护理问题是什么？请提供判断依据。

2. 围绕该患儿出现的问题，护士需要关注的线索有哪些？

二、青霉素过敏性休克抢救案例

学习目标

1. 知识　青霉素过敏性休克的病情观察与抢救措施。
2. 技能　正确测量生命体征；青霉素皮试液配置；皮下注射；肌内注射；静脉滴注；静脉推注；书写护理记录。
3. 态度/交流　运用恰当的技巧与病人、病人家属进行沟通，表现出良好的职业素养，关爱病人。

【场景】

呼吸内科病房。

【案例】

姓名：王××　　　床号：1床　　　年龄：35岁

性别：女　　　职业：无　　　文化程度：大专

病人因反复咳嗽、咳痰6天于今日就诊入院。6天前病人无明显诱因开始出现畏寒，疲倦，轻微咳嗽，随后开始发热，自服连花清瘟胶囊及化痰药物，症状无明显好转，为进一步治疗来我院。生命体征：T 38.5℃，P 86次/分，R 24次/分，BP 150/80mmHg。护士查体发现病人左下肺叩诊呈浊音，听诊双肺呼吸音弱，伴有湿啰音。肺部CT：大叶性肺炎。入院诊断为大叶性肺炎。医生下医嘱：青霉素800×10⁴U 250ml生理盐水静脉滴注。护士用药前，采用标准浓度皮肤试验液，并按严格操作规程行青霉素皮肤过敏试验，观察20分钟后局部、全身无反应，予青霉素800×10^{4}U加入生理盐水250ml中静脉滴注。静脉滴注5分钟后，病人出现上腹部不适、恶心、欲吐症状，护士立即停用青霉素、更换输液袋、静脉滴注生理盐水并通知医生，但未更换输液管路。5分钟后，病人出现头晕、心悸、面色苍白、胸闷、咳粉红色泡沫样痰等症状。

体格检查：病人神志清楚。T 38.5℃，P 106次/分，R 25次/分，BP 75/50mmHg。双侧瞳孔等大等圆，对光反应灵敏。双肺呼吸音粗，可闻及干湿啰音。心率100～120次/分，心律整齐。皮肤无皮疹。

既往史：否认结核、肝炎等传染病史，否认手术史，无高血压、冠心病史，无过敏史。

个人史：无吸烟、饮酒史，无毒品接触史。

月经史：14岁初潮，周期28～30天，经期4～5天，量适中，无痛经。

婚育史：初婚年龄23岁，与配偶感情和睦，G$_2$P$_0$。

医疗诊断：大叶性肺炎。

医嘱：青霉素800×10^{4}U 250ml生理盐水静脉滴注。

【护理技能】

1. 病情评估、生命体征测量。

2. 青霉素皮肤试验液的配置。

3. 皮下注射，肌内注射，静脉滴注，静脉推注。

4. 青霉素过敏性休克抢救。

【学习任务】

1. 说出青霉素过敏性休克的抢救措施。

2. 根据案例：

（1）列出主观资料和客观资料。

（2）说明病人在青霉素过敏性休克前存在的问题。

（3）说出青霉素皮肤试验解释要点及青霉素皮肤试验结果判断方法。

3．根据病人情况，列出预期抢救时与病人家属沟通交流与关爱的要点。

【标准化病人表演要点】

1．精神疲倦、表情痛苦。

2．咳嗽、虚弱。

思考与练习

根据案例资料，思考以下问题并进行实践：

1．该病人主要的护理诊断、护理问题是什么？请提供判断依据。

2．该病人静脉滴注青霉素时，护士的处理是否恰当？若恰当给出理由，若不恰当给出改进措施。

三、静脉推注案例

学习目标

1. 知识　静脉注射的目的、操作程序和注意事项。

2. 技能　按操作规程正确执行静脉注射操作。

3. 态度/交流　在理论知识学习中，善于思考，把握细节，能够将理论和实际相联系。在技能学习中，表现出良好的职业素养和专业能力，尊重与关爱病人。

【场景】

心内科病房。

【案例】

姓名：李××　　　床号：21床　　　年龄：48岁

性别：女　　　　职业：公司职员　　文化程度：本科

病人因间断性咳嗽、咳痰伴气短5年，加重伴呼吸困难、夜间不能平卧半个月，双下肢水肿入院。5年来经常出现间断性咳嗽、咳痰，活动后心悸、气短，轻体力活动后即可发作，休息后缓解。经多次住院诊断为扩张性心肌病、心功能Ⅵ级。半个月前上述症状加重。并出现夜间不能平卧、双下肢水肿，伴腹胀、尿少（500ml/d），曾间断服用地高辛。入院当日上午曾于当地医院静脉注射西地兰0.2mg。入院体格检查：T 36.5℃，P 100次/分，R 28次/分，BP 130/90mmHg。口唇无发绀，颈静脉略充盈。双肺可闻及少许湿啰音。心浊音界向两侧扩大，HR 91次/分，节律规整，心尖部可闻及4～6级全收缩期杂音。肝剑突下5cm。双下肢凹陷性水肿。诊断为扩张性心肌病、心功能Ⅵ级。入院后第2天为纠正心力衰竭于12：10时静脉注射西地兰（用5%葡萄糖20ml稀释）0.2mg，当注入3/4时，病人突然出现呼吸困难、躁动不安。

既往史：否认结核、肝炎等传染病史，否认手术史，否认药物过敏史。

个人史：无吸烟、饮酒史，无毒品接触史。

医疗诊断：扩张性心肌病，心功能Ⅵ级。

医嘱：静脉注射西地兰（用5%葡萄糖20ml稀释）0.2mg。

【护理技能】

1. 药物评估。

2. 生命体征测量。

3. 静脉注射。

【学习任务】

1. 说出西地兰的适应证和使用过程中的注意事项。

2. 根据案例：

（1）列出主观资料和客观资料。

（2）说明病人在静脉推注西地兰前存在的问题。

（3）说出静脉推注西地兰前的评估要点和推注过程中的注意事项，以及发生不良反应后的处理。

3. 根据病人情况，列出预期沟通交流与关爱的要点。

【标准化病人表演要点】

1. 精神疲倦、虚弱。

2. 对注射给药作用和注意事项提问，表现出担心和紧张。

思考与练习

根据案例资料，思考以下问题并进行实践：

1. 该病人目前主要的护理诊断、护理问题是什么？请提供判断依据。

2. 围绕该病人出现的问题，护士需要关注的线索有哪些？

四、皮内注射药物过敏试验案例

学习目标

1. **知识**　皮内注射药物过敏试验的操作要点及过敏反应的观察。

2. **技能**　正确测量生命体征；物理降温；皮内注射术；书写护理记录。

3. **态度/交流**　运用恰当的技巧与病人进行沟通，表现出良好的职业素养，关爱病人。

【场景】

急诊科输液室。

【案例】

姓名：杨×× 　　床号：3床 　　年龄：19岁

性别：男 　　职业：学生 　　文化程度：大学在读

病人因着凉后出现发热、咳嗽、咳痰1周，最高体温39.4℃，于今日急诊就诊。胸部X线片示双下肺片状影，诊断为肺部感染。主诉间断发热，痰少不易咳出，食欲减退，体力下降。10分钟后，医生下医嘱：头孢曲松钠皮肤试验，病人向护士报告有花粉过敏史，担心对此药物产生过敏反应。

既往史：既往体健。否认结核、肝炎等传染病史，否认手术史，无高血压、冠心病史，对头孢类抗生素、青霉素无过敏。

个人史：无吸烟、饮酒史，无毒品接触史。

婚育史：未婚。

医疗诊断：肺部感染。

医嘱：头孢曲松钠皮肤试验 st。

【护理技能】

1．病情评估、物理降温。

2．生命体征测量。

3．皮肤试验液的配置。

4．皮内注射术。

【学习任务】

1．说出皮内注射的方法。

2．根据案例：

（1）列出主观资料和客观资料。

（2）说明病人在皮内注射前存在的问题。

（3）说出皮肤试验液的配置浓度和注射剂量。

（4）说出皮内注射前解释要点和注意事项。

（5）过敏反应的观察及急救要点。

3．根据病人情况，列出预期沟通交流与关爱的要点。

思考与练习

根据案例资料，思考以下问题并进行实践：

1．该病人主要的临床问题是什么？请提供判断依据。

2．围绕该病人出现的问题，护士需要关注的线索有哪些？

五、肌内注射案例

【场景】

血液科病房。

【案例】

姓名：陈×× 床号：6床 年龄：42岁

性别：男 职业：公司职员 文化程度：大专

病人因乏力、耐力下降、食欲缺乏2月余，刷牙时牙龈出血，伴有记忆力下降于门诊就诊。体格检查：重度贫血貌，面色苍白，巩膜轻度黄染，浅表淋巴结未触及，肝脾未触及，胸骨无压痛。血常规：WBC 3.8×10^9/L，Hb 80g/L，PLT 88×10^9/L，MCV 120fl。怀疑病人为巨幼红细胞贫血，以贫血待查收入院。病人入院后，实验室检查：血清维生素 B_{12} 36pmol/L，血清叶酸4.51nmol/L，Ret轻度增多，肝功能正常，确诊为巨幼红细胞贫血。医生下医嘱：给予叶酸和维生素 B_{12} 药物治疗。病人向护士询问是否需要长期服药，以及药物有无副作用。

既往史：既往体健。否认结核、肝炎等传染病史，否认手术史，无高血压、冠心病史，无药物过敏史。

个人史：无吸、烟饮酒史，无毒品接触史。

医疗诊断：巨幼红细胞贫血。

医嘱：维生素 B_{12} 0.5mg IM st。

【护理技能】

1. 病情评估、饮食及药物指导。

2. 生命体征测量。

3. 肌内注射。

【学习任务】

1. 说出饮食及药物指导的内容。

2. 根据案例：

（1）列出主观资料和客观资料。

（2）说明病人在药物治疗前存在的问题。

（3）说出臀大肌肌内注射的定位方法和注意事项。

3. 根据病人情况，列出预期沟通交流与关爱的要点。

【标准化病人表演要点】

1. 病人侧卧位：大腿伸直，小腿略弯曲。

2. 病人俯卧位：两足尖相对，足跟分开。

3. 慢性贫血面容，精神差。

4. 对注射操作提问，担心疼痛和局部药液不吸收。

思 考 与 练 习

根据案例资料，思考以下问题并进行实践：

1. 该病人主要的临床问题是什么？请提供判断依据。

2. 如需长期肌内注射，应如何选择注射部位？

六、骨科肌内注射案例

【场景】

骨科病房。

【案例】

姓名：李×× 床号：6床 年龄：65岁

性别：女 职业：退休教师 文化程度：本科

病人4小时前不慎摔倒，左侧肢体着地，致左髋肿胀、疼痛难忍，畸形，伴活动受限，行走不能，急送至本院就诊。查X线片示左侧股骨颈骨折，为求手术治疗，急诊以左侧股骨颈骨折收入院。入院体格检查：神志清楚，精神好，左髋部压痛明显，左下肢略缩，外旋外展畸形明显，左下肢感觉存，肢端血供良好，各足趾活动自如；T 36.7℃，P 85次/分，R 18次/分，BP 182/85mmHg。积极完善术前准备。今日在腰硬联合麻醉下行左股骨颈头下型骨折人工股骨头置换术，手术过程顺利，术后安返病房，予吸氧2L/min，心电监护，病人伤口敷料包扎好，患肢感觉运动好，伤口引流管固定好，引流出血性液体。术后6小时，病人主诉伤口疼痛，面部表情痛苦，情绪略显急躁，自感虚弱。5分钟后，医生下医嘱：地佐辛注射液10mg肌内注射，病人向护士询问肌内注射镇痛药物过程和可能出现的问题，担心镇痛药物会对未来伤口恢复有影响。

既往史：既往体健。否认结核、肝炎等传染病史，否认手术史，无高血压、冠心病史，无头孢类抗生素、青霉素过敏史。

个人史：无吸烟、饮酒史，无毒品接触史。

月经史：14岁初潮，周期28～30天，经期6～7天，量适中，无痛经。

婚育史：初婚年龄23岁，与配偶感情和睦，G_2P_1。

医疗诊断：术后伤口疼痛。

医嘱：地佐辛注射液10mg IM st。

【护理技能】

1．疼痛评估、心理护理。

2．生命体征测量。

3．肌内注射。

【学习任务】

1．说出肌内注射的方法。

2．根据案例：

（1）列出主观资料和客观资料。

（2）说明病人在肌内注射前存在的问题。

（3）说出肌内注射前的解释要点及肌内注射注意事项。

3．根据病人情况，列出预期沟通交流与关爱的要点。

【标准化病人表演要点】

1．伤口疼痛，病人面部表情痛苦，情绪略显急躁，自感虚弱。

2. 对注射给药作用和注意事项提问，表现出担心和紧张。

思考与练习

根据案例资料，思考以下问题并进行实践：

1. 该病人主要的临床问题是什么？请提供判断依据。

2. 围绕该病人出现的问题，护士需要关注的线索有哪些？

七、雾化案例

学习目标

1. 知识　促进排痰的方法。

2. 技能　正确实施吸氧；氧气雾化吸入；书写护理记录。

3. 态度/交流　运用恰当的技巧与病人进行沟通，表现出良好的职业素养，关爱病人。

【场景】

呼吸内科病房。

【案例】

姓名：刘××　　　床号：2床　　　　年龄：78岁

性别：女　　　　　职业：工人　　　　文化程度：小学

病人反复咳嗽、咳痰10余年，步行1km后气短，休息后可缓解。近1周因受寒感冒，睡眠及饮食均差，双下肢水肿、尿少，喘息、气短症状加重，体温高达38.0℃。血常规：WBC $12.5×10^9$/L，NEUT% 85%。血生化：血K 2.1mmol/L。胸片：双侧肺模糊样改变。体格检查：神志清楚。口唇及四肢末端发绀。双肺散在哮鸣音，双肺中下叶湿啰音。双下肢可见凹陷性水肿。自诉咳嗽，但痰液不易咳出，可闻及重度痰鸣音。心电图：窦性心动过速，房性期前收缩。以慢性喘息性支气管炎急性发作，肺部感染，电解质紊乱，低血钾收入院，给予抗感染、化痰、强心利尿、吸氧等治疗。

既往史：冠状动脉粥样硬化性心脏病史10余年，2型糖尿病史5年。

个人史：无吸烟、饮酒史，无毒品接触史。

医疗诊断：慢性喘息性支气管炎急性发作，肺部感染，电解质紊乱，低血钾。

医嘱：特步他林及氨溴索氧气雾化吸入。

【护理技能】

1．病情评估、排痰方法指导。

2．吸氧。

3．氧气雾化吸入。

【学习任务】

1．指导病人如何更好地排痰。

2．根据案例：

（1）列出主观资料和客观资料。

（2）说明病人在治疗前存在的问题。

（3）说出雾化吸入的使用方法及注意事项。

3．根据病人情况，列出预期沟通交流与关爱的要点。

【标准化病人表演要点】

1．咳嗽，有痰不易咳出。

2．对雾化操作提出问题，表现出担心。

3．慢性病容，话语无力。

思考与练习

根据案例资料，思考以下问题并进行实践：

1. 该病人主要的临床问题是什么？请提供判断依据。
2. 临床常用雾化吸入的方法有哪些？该如何实施？

八、内分泌疾病皮下注射案例

学习目标

1. 知识　糖尿病胰岛素治疗的方法；注射胰岛素前后的病情观察与护理。

2. 技能　正确实施胰岛素皮下注射；书写护理记录。

3. 态度/交流　运用恰当的技巧与病人进行沟通，表现出良好的职业素养，关爱病人，在交流过程中开展初步的健康教育。

【场景】

内分泌科病房。

【病例】

姓名：刘××　　　　床号：9床　　　　年龄：54岁

性别：女　　　　　职业：公司职员　　文化程度：大专

病人因头晕、头痛、血压波动来诊，接诊时自述乏力、口渴、多尿、眼睛酸涩、全身疼痛难受。实验室检查：空腹血糖16.8mmol/L。初步诊断为高血压，2型糖尿病。

既往史：既往无结核、肝炎等传染病史，否认手术史，无头孢类抗生素、青霉素过敏史。

个人史：无吸烟、饮酒史，无毒品接触史。

月经史：13岁初潮，周期28～30天，经期6～7天，49岁闭经。

婚育史：初婚年龄25岁，与配偶感情和睦，育有一女。

体格检查：病人消瘦，神志清楚，情绪低落，皮肤干燥粗糙。T 36.9℃，P 96次/分，R 20次/分，BP 146/88mmHg。

初步诊断：高血压，2型糖尿病。

医嘱：二级护理，糖尿病低盐饮食，生命体征测量bid，普通胰岛素12 U早餐前20分钟皮下注射qd。

【学习任务】

1. 说明糖尿病胰岛素皮下注射治疗的方法和意义。

2. 根据案例：

（1）列出主观资料和客观资料。

（2）说明病人在接受胰岛素治疗前所必须了解的相关知识。

（3）说出注射胰岛素前要询问和告知病人的问题要点及注意事项。

（4）选择胰岛素皮下注射的部位，掌握胰岛素皮下注射的要领及方法。

3. 根据病人情况，列出预期沟通交流的要点和健康教育的内容。

【标准化病人表演要点】

1. 情绪低落，主诉全身不适，经常口渴，喝水也不解渴。

2. 头晕、乏力，时有全身疼痛，疼痛发作时表情痛苦。

3. 对每天都要皮下注射胰岛素感到厌烦，希望仅用口服药治疗。

4. 对需要学习胰岛素注射回家自己打针感到有困难，自己不敢给自己打针。

思考与练习

　　根据案例资料，思考以下问题并进行实践：

　　1. 该病人主要的临床问题是什么？请提供判断依据。

　　2. 围绕该病人出现的问题，护士需要如何说服病人提高治疗的依从性。

　　3. 如何向糖尿病病人传授胰岛素注射治疗的方法和护理知识。

　　4. 如何帮助病人认识到调整生活方式可以促进糖尿病的治疗与并发症的预防。

第九章
静脉输液与输血

一、继发重度贫血案例

学习目标

1. 知识　贫血的病情观察与护理。
2. 技能　正确实施静脉输血；书写护理记录。
3. 态度/交流　运用恰当的沟通技巧与病人进行有效沟通，消除病人的恐惧心理。

【场景】

血液科病房。

【案例】

姓名：刘××　　　床号：27床　　　年龄：39岁

性别：女　　　　职业：无　　　　文化程度：本科

病人确诊急性淋巴细胞白血病单倍体造血干细胞移植术后3个月，腹痛半个月，腹泻1周，于3天前收入院。入院诊断为急性淋巴细胞白血病、单倍体造血干细胞移植术后、急性胰腺炎、急性腹膜炎。入院体格检查：T 36.4℃，P 100次/分，

R 18次/分，BP 128/98mmHg，神志清楚。病人主诉腹泻，肉眼血便10～15次/日，量约500ml/d，入院后查血常规：WBC $10.04×10^9$/L，Hb 43g/L，PLT $184×10^9$/L，CRP 1.018mg/dl，触珠蛋白13.3mg/dl，细胞碎片约占1%，LDH 303.7/L，Ret% 3.2%。入科后遵医嘱申请急诊配血。

既往史：否认结核、肝炎等传染病史，否认手术史，否认高血压、冠心病史，否认糖尿病、脑血管疾病、精神病史，否认药物、食物过敏史，有输血史。

个人史：无吸烟、饮酒史，无毒品接触史。

月经史：15岁初潮，周期25天，经期4天，量适中，无痛经。

婚育史：已婚，育有2子，均体健。

医疗诊断：急性胰腺炎，继发重度贫血。

医嘱：B型新鲜冷冻血浆24U，B型去白细胞红细胞2U。

【护理技能】

1. 贫血的评估。

2. 生命体征测量。

3. 静脉输血。

【学习任务】

1. 能准确评估病人的病情，制订详细的护理计划。

2. 根据案例：

（1）列出主观资料及客观资料。

（2）明确病人首要解决的护理问题。

（3）掌握静脉输血的操作要点及注意事项。

（4）输血反应的观察和护理要点。

3. 根据病人情况，列出预期沟通交流与关爱的要点。

【标准化病人表演要点】

1. 病人面部表情痛苦,虚弱、精神差。

2. 对输血副作用提问,对疾病预后表示担忧、悲观。

(思)(考)(与)(练)(习)

根据案例资料,思考以下问题并进行实践:

1. 该病人主要的临床问题是什么?请提供判断依据。

2. 围绕该病人出现的问题,护士需要关注的线索有哪些?

二、PICC置管案例

学习目标

1. 知识　PICC的概念及维护。
2. 技能　正确实施PICC常见并发症的处理。
3. 态度/交流　细心、耐心地向病人做PICC健康教育，展现护理人员良好的职业素养。

【场景】

肿瘤内科病房。

【案例】

姓名：翟××　　　床号：9床　　　　年龄：71岁

性别：男　　　　　职业：退休干部　文化程度：本科

病人1个月前行CT检查示食管壁局限性增厚，考虑食管癌，两肺感染，左肺多发小结节，不除外转移。胃镜：食管距切牙32～36cm之间后壁部分左侧壁隆起、糜烂，病理：（食管）鳞状细胞癌（中分化）。2个月前在全身麻醉下经左胸行食管癌根治术。术后病理：食管高至中分化鳞癌。

1周前收入我科行化疗，入院时神清，精神弱，消瘦，轻度咳嗽、咳痰，无进食梗阻，食欲好，无胸痛、胸闷，无声嘶、呛咳，生命体征平稳。3天前行PICC置管，选择左肘下三横指处肘正中静脉穿刺进针，置入长度52cm抽到回血，局部修剪，妥善固定。胸片：PICC头端位于上腔静脉内，平第5胸椎水平，输液通畅。

2天前PICC穿刺点上方出现红、肿、痛范围约8cm×5cm，考虑机械性静脉炎，予热敷、抬高患肢。1天前局部红、肿、痛无好转，予硫酸镁湿敷，多磺酸粘多糖软膏外用，局部红痛稍减轻，皮温不高，但肿胀加重，范围约10cm×5cm，并出现条索状硬结。血管B超：左前臂皮下置管浅静脉部分管腔血流信号消失，穿刺点上方约4cm，请血管外科会诊，建议抗凝治疗，如情况加重需拔管，但存在血栓脱落风险。经抗凝治疗后，第2天病人局部红、肿、热、痛好转，但局部仍有轻度水肿，穿刺点渗血。之后连续观察1周，肿胀部位消退，血管B超显示血栓消失。

【护理技能】

1．PICC的维护。

2．PICC置管后常见不良反应的护理。

3．PICC拔管指征。

【学习任务】

1．说出PICC的适应证和禁忌证。

2．根据案例：

（1）说出病人发生了哪些并发症？原因是什么？

（2）列出该病人置管后发生并发症的处理措施有哪些？

【标准化病人表演要点】

1．精神差。

2．左臂疼痛。

思考与练习

根据案例资料，思考以下问题并进行实践：

1. 病人置管后出现哪些异常情况须立即告知护士？

2. 如果病人对贴膜过敏，皮肤出现破溃时，应该怎么维护？

三、急性胰腺炎静脉输液案例

【场景】

急诊科输液室。

【案例】

姓名：张×× 床号：留观8床 年龄：47岁

性别：男 职业：职员 文化程度：大专

病人因饮酒后出现上腹部疼痛2天，伴恶心、呕吐3次，呕吐物为胃内容物，于今日由外院转来急诊就诊。腹部CT：胰腺形态饱满，考虑胰腺炎可能，胰尾部体积增大。生化：AMY 499U/L，LIP 5277U/L。体格检查：T 36.3℃，HR 76次/分，R 18次/分，BP 152/103mmHg，SpO$_2$ 98%。病人神志清楚，查体合作，腹部柔软，剑突下压痛明显，无反跳痛，肠鸣音弱，1～2次/分，疼痛评分5分。10分钟后，医生下医嘱：禁食水，胃肠减压，输液，病人询问护士输注药物的作用、是否有镇痛作用，以及输液时间的长短，要求尽量减少穿刺的次数。

既往史：急性胰腺炎病史10余年，否认肝炎、结核等传染病史，否认高血压、心脏病史，否认糖尿病、脑血管病、精神疾病史，否认药物、食物过敏史。

个人史：吸烟20余年，每日20支，每日饮酒3两。无化学物质、放射物、毒物、毒品接触史。

婚育史：已婚，育有1子，配偶及子女健在。

医疗诊断：急性胰腺炎。

医嘱：禁食水，胃肠减压，生理盐水250ml＋醋酸奥曲肽注射液0.6mg静脉滴注，1次/12小时。

【护理技能】

1. 病情评估、疼痛评估。

2. 生命体征测量、物理降温。

3. 静脉输液（留置针）。

【学习任务】

1. 说出留置针静脉输液治疗的方法。

2. 根据案例：

（1）列出主观资料和客观资料。

（2）说明病人在静脉输液前存在的问题。

（3）说出留置针穿刺输液的注意事项及维护要点。

（4）静脉输液速度和时间的计算，输液过程中各种故障的排除。

（5）输液反应的观察及急救要点。

3. 根据病人情况，列出预期沟通交流与关爱的要点。

【标准化病人表演要点】

1. 病人面部表情痛苦，虚弱、精神差。

2. 对疾病预后表示担忧、悲观。

思考与练习

根据案例资料，思考以下问题并进行实践：

1. 该病人主要的临床问题是什么？请提供判断依据。

2. 围绕该病人出现的问题，护士需要关注的线索有哪些？

四、肠外营养案例

【场景】

消化内科病房。

【案例】

姓名：刘×	床号：1床	年龄：39岁
性别：女	职业：公司职员	文化程度：大专

病人主因间断腹痛、脓血便16个月，加重2周入院。16个月前进食不洁食物后反复出现腹泻、腹痛。腹痛为间断痉挛样腹痛，以脐周和左下腹为著，便后腹痛可缓解，腹泻6～7次/日，脓血便，有里急后重感，不伴发热、恶心、呕吐、腹胀，无反酸、胃灼热，无低热、盗汗、乏力。来我院门诊行肠镜检查，可见降结肠黏膜弥漫性水肿，片状糜烂，附脓性分泌物，质脆伴活动性出血，诊断为溃疡性结肠炎，收入我科治疗。

入院后给予柳氮磺胺吡啶口服治疗，并予甲磺酸左氧氟沙星抗感染，症状好转后出院。2周前自行停用柳氮磺胺吡啶，症状加重，为进一步治疗收入院。发病以来，神志清楚，精神可，食欲差，睡眠可，小便正常，大便6～7次/日，脓血便，体重下降4～5kg。体格检查：T 36.9℃，P 72次/分，R 14次/分，BP 120/70mmHg。全身浅表淋巴结未及肿大。双肺呼吸音清，未闻及干湿啰音。HR 72次/分，律齐，各瓣膜区未闻及杂音。腹平软，脐周及下腹压痛阳性，以左下腹为著，无反跳痛，肝、脾肋下未及，肝区叩击痛阴性，墨菲征阴性，全腹未触及异常包块。双下肢无水肿。病人食欲好，经口进食加重腹痛，遂行肠外营养支持。

既往史：既往体健，否认肝炎、结核病史，否认药物过敏史。

个人史及家族史：无特殊。

诊断：溃疡性结肠炎。

【护理技能】

1. 肠外营养液的选择与配制。

2. 肠外营养途径的建立。

3. 肠外营养并发症的处理。

【学习任务】

1. 说出肠外营养的目的和适应证。

2. 根据案例：

（1）说出病人为什么选择肠外营养而不是肠内营养？

（2）病人行肠外营养支持可以建立哪些途径？如何护理？

3. 列出肠内营养和肠外营养的区别及各自的优势。

【标准化病人表演要点】

1. 脐周及下腹压痛，尤其左下腹压痛明显。

2. 精神稍差，没力气。

思考与练习

根据案例资料，思考以下问题并进行实践：

1. 根据病人的情况，说出营养评价指标有哪些？

2. 配制肠外营养液时，需要关注病人哪些营养评价指标？

五、发热病人静脉输液案例

学习目标

1. 知识　低血容量的病情观察与护理。
2. 技能　正确测量生命体征；床上更单；静脉留置针置管；乙醇擦浴；书写护理记录。
3. 态度/交流　运用恰当技巧与病人家属进行沟通，表现出良好的职业素养，关爱病人。

【场景】

老年医学科病房。

【案例】

姓名：孙××　　床号：16床　　　　年龄：88岁

性别：女　　　　职业：退休公务员 文化程度：大专

病人3天前突发高热，体温最高40℃，于急诊就诊后入住我院。入院体格检查：T 39.8℃，P 128次/分，R 25次/分，BP 168/110mmHg；神志不清；被动体位；听诊肺部有少许湿啰音。入院诊断为发热查因。

入院后予以抽血培养，美罗培南抗菌，补液，布洛芬降温，乙醇擦浴。

3小时后，病人大量出汗，BP 80/48mmHg，少尿。医嘱予以糖盐水补液，予以更换床单、被套、衣服。

18小时后，血培养提示革兰阴性杆菌阳性。

【护理技能】

1. 病情评估，乙醇擦浴。
2. 生命体征测量。
3. 静脉留置针置管。

【标准化病人表演要点】

1. 神志不清，被动体位。
2. 大量出汗，衣服汗湿。

【学习任务】

1. 说出物理降温的方法。
2. 根据案例：
（1）列出主观资料和客观资料。
（2）说明病人在降温时可能出现的问题；如何监测。
（3）说出静脉留置针置管的操作要点及注意事项。
3. 根据病人情况，列出预期沟通交流与关爱的要点。

思考与练习

根据案例资料，思考以下问题并进行实践：

该病人主要的护理诊断、护理问题是什么？请提供判断依据。

六、胃癌病人化疗案例

学习目标

1. 知识 胃癌病人化疗过程中及化疗后的病情观察与护理。

2. 技能 正确实施疼痛评估；PICC置管前后健康教育；PICC维护。

3. 态度/交流 运用恰当的技巧与病人进行沟通，表现出良好的职业素养，关爱病人。

【场景】

消化内科病房。

【案例】

姓名：张×× 床号：3床 年龄：51岁

性别：男 职业：公务员 文化程度：本科

病人1周前上腹部无明显诱因剧烈疼痛，疼痛与进食无关，为求进一步诊治收入院。入院体格检查：T 36.9℃，P 86次/分，R 20次/分，BP 125/85mmHg。神志清楚。因腹部疼痛呈弯腰前弓姿势。入院后行胃镜检查，并行胃部肿块活检，结果示胃底部低分化腺癌。医嘱予PICC置管，化疗4个疗程后行胃癌根治术。

医疗诊断：胃癌。

医嘱：化疗。

【护理技能】

1．疼痛评估。

2．PICC置管前后健康教育。

3．PICC维护。

【学习任务】

1．说出疼痛病人的镇痛方法和护理要点。

2．根据案例：

（1）说出病人存在的护理诊断。

（2）说明病人在PICC置管后健康教育。

（3）说出病人化疗过程中及化疗后的护理要点。

【标准化病人表演要点】

1．腹部疼痛难忍。

2．痛苦面容，情绪略烦躁。

3．对疾病恐惧，对化疗担心。

4．对PICC置管提问，表现出担心和紧张。

思 考 与 练 习

　　根据案例资料，思考以下问题并进行实践：

　　该病人可选用何种静脉输液方法？请提供判断依据。

七、肾功能不全病人静脉输血案例

学习目标

1. 知识　各种成分血输注的适应证及注意事项。
2. 技能　正确实施血液标本的采集；静脉输血；书写护理记录。
3. 态度/交流　运用恰当的技巧与病人进行沟通，表现出良好的职业素养，关爱病人。

【场景】

肾内科病房。

【案例】

姓名：王××　　　床号：3床　　　年龄：67岁

性别：男　　　　职业：退休教师　　文化程度：本科

病人因发现肾功能不全15年，血红蛋白水平低2天入院。病人近3年每周3次规律血液透析治疗，2天前常规复诊发现RBC $2.9×10^{12}$/L，Hb 55g/L。

体格检查：T 36.9℃，P 86次/分，R 20次/分，BP 125/85mmHg。神志清楚，贫血貌。

医疗诊断：慢性肾脏病5期（尿毒症期），肾性贫血。

医嘱：予抽血行交叉相容配血试验，静脉输注浓缩红细胞1.5U。

【护理技能】

1. 血液标本的采集。

2. 静脉输血。

【学习任务】

1. 说出一般病人可采用的输血途径和输血方法。

2. 根据案例：

（1）说出病人输血前准备的内容。

（2）说出病人在输血过程可能出现的输血反应及防治方法。

（3）说出病人输血操作中的注意事项。

【标准化病人表演要点】

1. 贫血貌。

2. 身体虚弱，活动后气促。

3. 对输血操作提问，表现出担心和紧张。

思考与练习

根据案例资料，思考以下问题并进行实践：

针对病人王某的情况，该病人可能出现乏力、气促等症状，与哪些因素有关？可采取哪些护理措施？

八、静脉输液案例

【场景】

肾内科病房。

【案例】

姓名：梁×× 床号：17床 年龄：57岁

性别：男 职业：退休教师 文化程度：本科

病人昨日无诱因出现脐周疼痛加重并转移至右下腹，伴恶心、呕吐数次至急诊就诊。急诊血常规：WBC 12.3×10^9/L，NEUT% 83.0%。超声：右下腹异常回声，考虑化脓性阑尾炎可能。行阑尾炎切除术。

术后病人转入病房，生命体征：T 37.6℃，P 90次/分，R 26次/分，BP 102/70mmHg。病人主诉伤口疼痛，敷料有少量渗液，神志清楚，身体虚弱。

病人1年前因心肌梗死住院治疗。否认高血压、肝炎、结核病等病史，无药物过敏史。

【护理技能】

1．静脉输液。

2．留置针的使用和维护。

【学习任务】

1．说出静脉选择的原则。

2．根据案例：

（1）说出留置针使用的注意事项。

（2）说出病人在输液过程可能出现的输液反应及防治方法。

（3）说出留置针维护的方法。

【标准化病人表演要点】

1．身体虚弱、表情痛苦。

2．对输液操作提问，表现出担心和紧张。

思考与练习

根据案例资料，思考以下问题并进行实践：

1．该病人输液时应特别注意哪些问题？为什么？

2．输液过程中，如果小壶内液面过高/过低应如何处理？

第十章

急危重症病情观察

一、安定类药物过量抢救案例

【场景】

急诊科抢救室。

【案例】

姓名：李×× 　　　床号：抢救1床 　　　年龄：25岁

性别：女 　　　职业：待业 　　　文化程度：大学

病人1小时前因感情纠葛口服地西泮50片，被家人迅速送至急诊就诊。体格检查：神志清楚，T 36.3℃，HR 76次/分，R 12次/分，BP 110/70mmHg，SpO$_2$ 98%。立即遵医嘱给予催吐、输液治疗，催吐过程中病人出现嗜睡，言语不清，不能合作。5分钟后医生下医嘱：洗胃。病人家属询问洗胃的时间与效果，要求为病人保守秘密与隐私。

既往史：既往体健。近期因感情纠葛导致睡眠差、情绪不佳。

个人史：无吸烟、饮酒及毒品接触史。

婚育史：未婚。

医疗诊断：地西泮过量。

医嘱：清水洗胃 10 000ml st。

【护理技能】

1. 病情评估。

2. 生命体征测量，迅速清除毒物的方法（催吐、导泻、利尿）。

3. 洗胃术。

【学习任务】

1. 说出清除毒物的方法。

2. 根据案例：

（1）列出主观资料和客观资料。

（2）说明病人在洗胃前存在的问题。

（3）说出洗胃过程中的观察要点及处置方法。

（4）洗胃操作前后的解释要点及注意事项。

3. 根据病人情况，列出预期沟通交流与关爱的要点。

【标准化病人表演要点】

1. 到达诊室时神志清楚。

2. 洗胃开始出现嗜睡，言语不清。

3. 病人家属表现出焦急、烦躁的情绪。

思考与练习

根据案例资料，思考以下问题并进行实践：

1. 该病人主要的临床问题是什么？请提供判断依据。

2. 围绕该病人出现的问题，护士需要关注的线索有哪些？

二、心搏骤停案例（院外）

【场景】

急诊科输液室。

【案例】

姓名：王×　　　　年龄：66岁　　　　性别：男

职业：退休工人　　文化程度：高中

病人与老伴在路边散步时自诉心前区不适，随后突然倒地，抽搐，呼之不应，家属大声哭喊求救。一护士下班途中听到呼叫立即上前查看，病人呼之不应，面色发绀伴冷汗，颈动脉搏动消失，呼吸呈叹息样。护士立即给予评估、呼叫120、徒手心肺复苏等处理。

既往史：既往体健，高血压20年，未规律服药。

个人史：吸烟20余年，每日1包。无饮酒及毒品接触史。

婚育史：已婚，育有1子。

医疗诊断：心搏骤停。

急救处理：心肺复苏术。

【护理技能】

1. 病情评估、快速识别和判定心搏骤停。

2. 启动急救反应系统。

3. 心肺复苏术。

4. 自动体外除颤仪使用。

5. 心肺复苏效果的判断。

【学习任务】

1. 说出正确实施徒手心肺复苏的方法。

2. 根据案例：

（1）列出主观资料及客观资料。

（2）说明病人在心肺复苏前存在的问题。

（3）说出心肺复苏过程中应注意的问题。

（4）说出院外心搏骤停成人生存链的环节构成及高质量心肺复苏的要点。

3. 根据病人情况，列出预期沟通交流与关爱的要点。

【标准化病人表演要点】

1. 病人意识不清。

2. 呼吸微弱。

3. 病人家属表现出焦急、崩溃、无助的情绪。

思考与练习

根据案例资料，思考以下问题并进行实践：

1. 该病人主要的临床问题是什么？请提供判断依据。

2. 围绕该病人出现的问题，护士需要关注的线索有哪些？

三、心搏骤停案例（院内）

【场景】

重症监护病房。

【案例】

姓名：孙××　　　床号：1床　　　　年龄：81岁

性别：男　　　　职业：退休　　　文化程度：小学

病人因腰痛及左下肢麻木、抽搐感3年余门诊收入院，入院诊断为腰椎管狭窄症、腰椎间盘突出症。病人今日在局部麻醉及C形臂辅助下行左后外侧入路、腰4～5节段全可视内镜技术（椎间孔镜下）椎管扩大减压、神经根减压术＋低温等离子消融术。病人术后回病房，主诉胸骨后疼痛，伴气短，可平卧。心电监护：HR 130～140次/分，BP 100/61mmHg，R 18次/分，SpO_2 100%。心电图：心房颤动，V_1～V_3导联R波递增不良，V_4～V_6导联ST段水平型压低约0.1mV。cTnI 51.0pg/ml，BNP

3151pg/ml。遵医嘱给予病人硝酸甘油持续泵入治疗，转ICU继续治疗。病人由转运床转移至ICU病床时，突发意识丧失，呼之不应。

既往史：2型糖尿病史40余年。心脏搭桥术后4年余。心房颤动3年，口服华法林抗凝治疗。

个人史：原籍出生，无外地久居史，无吸烟、饮酒史，无毒品接触史。

婚育史：适龄结婚，育有1子，家庭和睦，儿子体健。

医疗诊断：心跳呼吸骤停。

医嘱：心肺复苏st，非同步电除颤st。

【护理技能】

1. 病情评估。

2. 心肺复苏。

3. 电除颤。

4. 静脉输液。

【学习任务】

1. 说出心搏骤停的判断方法。

2. 根据案例：

（1）列出主观资料和客观资料。

（2）说出胸外按压、人工呼吸的操作要点及注意事项。

（3）说出电除颤的操作要点及注意事项。

3. 根据病人情况，列出自主循环恢复后脑复苏的要点。

【标准化病人表演要点】

1. 过床前：痛苦表情，气短。

2. 过床前：心肌梗死导致胸部疼痛。

3. 过床后：突发意识丧失，呼之不应。

4. 过床后：所有急救操作在模拟人身上进行。

思考与练习

　　根据案例资料，思考以下问题并进行实践：

　　1. 该病人主要的临床问题是什么？请提供判断依据。

　　2. 围绕该病人出现的问题，护士需要关注的线索有哪些？

四、经气管切开吸痰案例

学习目标

1. 知识　经气管切开吸痰的病情观察与护理。

2. 技能　正确测量生命体征；肺部听诊；无菌操作技术；经气管插管吸痰；书写护理记录。

3. 态度/交流　运用恰当的技巧与病人进行沟通，表现出良好的职业素养，关爱病人。

【场景】

重症监护病房。

【案例】

姓名：刘××　　　床号：7床　　　年龄：56岁

性别：女　　　　职业：机关干部　文化程度：本科

病人入院前3个月出现咳嗽、咳痰、发热，体温最高达39.0℃。近2个月逐渐出现双眼睑下垂，以右侧较为明显，每天仅进食少量流质饮食，全身乏力，不能登楼，平卧后略有好转，劳累时明显，症状晨轻暮重，以重症肌无力待排查急诊收入重症监护病房。体格检查：BP 90/50mmHg，P 77次/分，R 20次/分。血常规：WBC $20.0×10^9$/L，NEUT% 95%。胸片：双侧肺部感染病变。动脉血气分析：pH 7.12，$PaCO_2$ 94mmHg，PaO_2 60mmHg，SaO_2 56%，BE −3.6、HCO_2^- 24mmol/L，予以抗胆碱酯酶、抗感染、解痉平喘治疗，尼可刹米兴奋呼吸中枢等处理，效果不明显，继而出现呼吸困难，医生给予气管切开，呼吸机辅助通气。病人家属在探视过程中，询问护士经气管内吸痰过程和可能出现的问题，担心吸痰对气道刺激不适造成痛苦。

既往史：既往体健。否认结核、肝炎等传染病史，否认手术史，无高血压、心脏病史，对头孢类抗生素过敏。

个人史：无吸烟饮酒史，无毒品接触史。

月经史：13岁初潮，周期24～27天，经期5～7天，量适中，无痛经。

婚育史：初婚年龄24岁，与配偶感情和睦，G_1P_0。

医疗诊断：重症肌无力，肺部感染。

医嘱：按气管插管护理常规，经气管内吸痰。

【护理技能】

1. 病情评估、肺部听诊。
2. 生命体征测量。
3. 无菌操作技术、经气管插管内吸痰。

【学习任务】

1. 说出经气管插管内吸痰方法。
2. 根据案例：
（1）列出主观资料和客观资料。
（2）说明病人在气管插管前存在的问题。
（3）说出气管插管前与病人家属解释要点及吸痰注意事项。
3. 根据病人情况，列出预期沟通交流与关爱要点。

【标准化病人表演要点】

1. 呼吸困难。
2. 病人家属对气管插管吸痰操作提问，表现出担心。
3. 病人家属情绪急躁。

思考与练习

根据案例资料，思考以下问题并进行实践：

1. 该病人的主要临床问题是什么？请提供判断依据。

2. 围绕该病人出现的问题，护士需要关注的线索有哪些？

五、经鼻吸痰案例

【场景】

呼吸内科病房。

【案例】

姓名：张×× 床号：25床 年龄：73岁

性别：男 职业：退休工人 文化程度：小学

病人间断咳嗽、咳痰20余年，2年前开始出现活动后喘憋，活动时耐力明显下降，诊断为慢性阻塞性肺疾病、支气管哮喘，曾多次因Ⅱ型呼吸衰竭入院治疗。1周前受寒感冒，自服镇咳化痰药效果不佳，咳嗽、咳痰加重，双下肢水肿、尿少，T 38.0℃，查血常规：WBC 11.5×10^9/L，NEUT% 90%。胸片：双侧模糊样改变，以慢性阻塞性肺疾病、支气管哮喘发作、肺部感染收入呼吸内科治疗。入院体格检查：桶状胸；端坐卧位；心电监护显示BP 120/80mmHg，P 103次/分，R 28次/分，SpO_2 82%。病人主诉憋气，呼吸困难，咳痰无力，不能自行咳痰，痰鸣音重。

主管医生下医嘱：吸痰，病人向护士询问吸痰过程中可能出现的问题，担心经鼻吸痰会导致鼻黏膜出血、感染、痛苦等问题。

既往史：慢性阻塞性肺疾病、支气管哮喘20年。否认结核、肝炎等传染病史，无高血压、冠心病史，对磺胺类药物过敏。

个人史：吸烟20年，已戒烟。无毒品接触史。

医疗诊断：慢性阻塞性肺疾病，支气管哮喘发作，肺部感染。

医嘱：经鼻吸痰 st。

【护理技能】

1. 病情评估及肺部听诊。

2. 生命体征测量。

3. 经口鼻吸痰操作。

【学习任务】

1. 说出肺部听诊、叩背的方法。

2. 说出经鼻吸痰的方法。

3. 根据案例：

（1）列出主观资料和客观资料。

（2）说明病人在吸痰前存在的问题。

（3）说出吸痰前的解释要点和吸痰注意事项。

4. 根据病人情况，列出预期沟通交流与关爱要点。

【标准化病人表演要点】

1. 呼吸困难。

2. 咳痰无力。

3. 急性病容，表现紧张、焦虑。

4. 对吸痰操作提问，表现出担心和紧张。

思考与练习

根据案例资料，思考以下问题并进行实践：

1. 该病人的主要临床问题是什么？请提供判断依据。

2. 围绕该病人出现的问题，护士需要关注的线索有哪些？

六、重症肺炎案例

【场景】

呼吸内科病房。

【案例】

姓名：李××　　　床号：16床　　　年龄：74岁

性别：男　　　　　职业：退休　　　文化程度：小学

病人因1周前淋雨后出现发热，T 38.0～39.7℃，为稽留热，偶有咳嗽，痰不易咳出。4天前自行服用头孢呋辛，症状无好转。1天前就诊于发热门诊，考虑重症肺炎可能，予厄他培南、莫西沙星、红霉素抗感染治疗，辅以补液、补充电解质、抗凝等对症治疗，为进一步治疗收入呼吸科病房。

入院后立即给予心电监护，双鼻导管吸氧（5L/min）。HR 110次/分，BP 118/76mmHg，R 27次/分，SpO_2 85%。病人主诉咳痰困难。医生下医嘱：储氧面罩氧气吸入st，动脉血气分析

st，吸痰prn。病人向护士询问有效咳嗽的方法，以及吸痰过程和可能出现的问题，担心吸痰导致不适。

既往史：高血压病史30余年，最高血压170/100mmHg，口服苯磺酸氨氯地平5mg qd治疗，平素血压120～130/70mmHg。

个人史：吸烟史40年，10～20支/天，饮酒史40年，折合酒精30～40g/d。

婚育史：适龄结婚，育有1女，家庭和睦，配偶体健，女儿体健。

医疗诊断：重症肺炎。

医嘱：储氧面罩氧气吸入st，动脉血气分析st，吸痰prn。

【护理技能】

1. 病情评估。

2. 氧气吸入。

3. 动脉采血。

4. 吸痰。

【学习任务】

1. 说出有效咳痰的方法。

2. 根据案例：

（1）列出主观资料和客观资料。

（2）说明病人在氧气吸入前存在的问题。

（3）说出氧气吸入的注意事项。

3. 根据病人情况，列出预期沟通交流与关爱的要点。

【标准化病人表演要点】

1. 意识清楚。

2. 虚弱，呼吸急促，不时咳嗽、咳痰。

3. 病人家属表现出焦急、崩溃、无助的情绪。

思考与练习

根据案例资料，思考以下问题并进行实践：

1. 该病人主要的护理诊断、护理问题是什么？请提供判断依据。

2. 围绕该病人出现的问题，护士需要关注的线索有哪些？

七、洗胃术案例

【场景】

急诊科病房。

【案例】

姓名：李×× 　　床号：1床 　　年龄：25岁

性别：女 　　职业：自由职业者 　文化程度：本科

病人家属主诉病人因失恋心情不佳，自饮白酒约700ml。饮酒约1小时后被家属发现昏迷在家，呼之不应，身旁未见胃内呕吐物，呼气闻及明显酒味。立即拨打120急救电话，由救护车送入医院救治。入院体格检查：T 36.5℃，P 125次/分，R 20次/分，BP 85/55mmHg，病人意识呈中度昏迷状态，双侧瞳孔等大、等圆，对光反射迟钝，颜面苍白，口唇发绀，呼吸浅慢有鼾音。双肺呼吸音粗，可闻及湿啰音。入院诊断为急性酒精中毒。既往体健，否认饮酒史、过敏史。

经与病人家属沟通，家属要求洗胃。

医嘱：洗胃 st。

【护理技能】

1. 病情观察。

2. 生命体征、意识、瞳孔的测量。

3. 洗胃术。

【学习任务】

1. 说出保持病人呼吸通畅的方法。

2. 根据案例：

（1）说出洗胃适应证。

（2）说出洗胃并发症。

（3）说出洗胃的操作要点和注意事项。

3. 根据病人情况，列出对病人心理护理的要点。

【标准化病人表演要点】

酗酒状态，面色苍白，口唇发绀，意识丧失，呼气闻及明显酒味，着装不整。

思考与练习

根据案例资料，思考以下问题并进行实践：

1. 该病人洗胃的依据是什么？酒精中毒洗胃适应证有哪些？

2. 应选择哪种洗胃剂对该病人进行洗胃？洗胃剂量是多少？在对病人洗胃的过程中可能会出现哪些问题，应如何预防及处理？

第十一章

安宁疗护发展与终末期病人护理

一、终末期病人护理案例

学习目标

1. 知识　终末期病人的病情观察及护理。
2. 技能　正确实施舒适护理、遗体护理。
3. 态度/交流　运用恰当的技巧与终末期病人及家属进行沟通，有良好的职业素养，关爱病人。

【场景】

老年医学科病房。

【案例】

姓名：王××　　　床号：5床　　　年龄：68岁

性别：女　　　　　职业：退休　　　文化程度：本科

病人确诊为肝癌，全身多发转移，预期生存期小于6个月，为进一步治疗收入院。首次住院病人便出现恶心、呕吐、疼痛、进食差等诸多不适症状，经积极症状控制病情稳定后出院。

病人居家期间，多学科团队采用远程会诊及线上诊疗等多种方式定期随诊，实时跟进病人情况，继续改善不适症状。

病程1：出院1个月后病人病情恶化，再次入院时病人一般情况进一步变差：全身黄染、水肿、腹部膨隆、消瘦、无法进食、恶心、呕吐等。在团队成员共同努力下，病人的很多不适症状得到很好的控制，压疮也大部分愈合。

病程2：再次入院1周后病人病情急剧恶化，预期生存期只有1～2日时远在国外的女儿终于赶了回来，一看到患者号啕大哭，情绪失控。她无法接受老母亲昏迷不醒、即将离世的现状，不断地埋怨其他家人照顾不周，埋怨医护人员做得不够精细，大喊大叫，甚至还抱怨护士新换的床单不清洁，要求重换。医护团队在了解情况后耐心细致地安慰病人女儿，详细解释病人的病情变化及医护团队采取的积极有效改善病人不适症状的各种措施，最终使她在心理上慢慢接受现实。

病人弥留之际，医护团队再次与病人家属确认病人离世相关事宜，尊重病人及家属的信仰及风俗习惯，了解殡葬需求，启动与医院太平间沟通预案，向家属详细告知殡葬流程，及时解答家属困惑，缓解家属悲伤、无助、迷茫的情绪。

病程3：病人再次入院2周后离世，引导家属做好告别，同时做好遗体护理，保证遗体安详清洁。全体医护人员简单而庄重的告别仪式不仅表达对病人的尊重，同时表达对家属照护付出的肯定，对处于悲伤情绪中的家属是莫大的慰藉。

【护理技能】

1. 病情评估，测量生命体征。

2. 舒适护理，安宁疗护（临终关怀、舒缓医疗、姑息治疗）。

3. 压疮护理。

4. 终末护理，遗体护理。

【标准化病人表演要点】

1. 哀伤。

2. 情绪激动，无法接受母亲昏迷不醒。

3. 对亲人逝去感到迷茫无助。

【学习任务】

1. 说出舒缓医疗的原则。

2. 根据案例：

（1）列出主观资料和客观资料。

（2）说明病人临终前存在的问题及安宁疗护的护理要点。

（3）说出压疮的护理要点及注意事项。

3. 说出终末护理要点及遗体护理注意事项。

4. 根据病人及病人家属情况，列出预期沟通交流与关爱的要点。

二、老年脑卒中与认知障碍护理案例

学习目标

1. 知识　老年脑卒中与认知障碍病人的常见临床表现与病情观察护理。

2. 技能　正确实施脑卒中后肢体康复抗阻训练；认知功能评估、生活自理能力评估；正确书写护理记录。

3. 态度/交流　关爱老年人，了解老年人的生理变化与疾病临床表现特点及脑卒中后身体、行为、言语变化特点，耐心与病人进行有效沟通，了解病人的内心需求，表现出良好的职业素养。

【场景】

老年医学科病房。

【病例】

姓名：李××　　　床号：8床　　　年龄：86岁

性别：女　　　　职业：退休教师　文化程度：本科

病人今早起床后感头晕、乏力，因喝水时偶有呛咳，拒绝进食早餐，右手不能抬起，右腿无力，拒绝治疗，告诉护士其老伴年老有病独自在家，她不放心想回家照顾老伴。

病人2周前因急性缺血性脑卒中入院治疗，目前生命体征平稳，右侧肢体肌力减弱，活动受限，行走缓慢，跛行，在床旁行走需用助行器协助。

既往史：否认结核、肝炎等传染病史。否认手术史。患高血脂、动脉硬化症和冠心病多年，一直口服药物维持治疗。

个人史：无吸烟、饮酒史，无毒品接触史。

月经史：14岁初潮，周期28～30天，50岁闭经。

婚育史：初婚年龄23岁，与丈夫感情和睦，育有2子2女，丈夫于2年前去世。

体格检查：T 36.9℃，P 84次/分，R 20次/分，BP 125/85mmHg。右上肢肌力2级，右下肢肌力3～4级。神志清楚，焦虑不安，拒绝进食早餐与治疗。

初步诊断：缺血性脑卒中。

医嘱：二级护理，低脂饮食；生命体征测量bid；认知与生活自理能力评估；肢体肌力评估与功能康复锻炼（肢体按摩与抗阻训练）。

【学习任务】

1. 提出病人目前存在的护理问题。

2. 根据案例：

（1）列出主观资料和客观资料。

（2）说明准确评估生活自理能力与认知能力对护理措施实施的重要性。

（3）说明助行器使用的方法与注意事项，指导病人正确使用。

（4）说明肢体康复抗阻训练对恢复肢体肌力与功能的重要性。

3. 根据病人情况，需要在与病人互动沟通中完成简单的认知与日常生活能力评估。

4. 列出预期沟通交流与关爱的要点。

【标准化病人表演要点】

1. 早起后自诉头晕、全身不适，喝水有呛咳，拒食早餐。右侧肢体无力、活动受限，情绪烦躁抑郁。

2. 担心老伴独自在家没有人照顾，想出院回家。

3. 对使用助行器不熟练，怕走路跌倒不敢下床走路。

4. 对肢体康复抗阻训练提出问题，做这些训练能否恢复到原有肢体功能水平。

思 考 与 练 习

根据案例资料，思考以下问题并进行实践：

1. 该病人主要的临床问题是什么？请提供判断依据。

2. 围绕该病人出现的问题，护士需要关注的线索有哪些？如何进行临床决策？

3. 对该病人的护理措施，护士应具备哪些能力，熟练掌握哪些技能？

4. 老年病人评估中需要注意哪些方面？

5. 如何协助老年认知障碍病人进行康复锻炼？

三、肿瘤终末期病人安宁疗护案例

学习目标

1. 知识 肿瘤终末期病人的病情观察与护理；三阶梯镇痛原则。

2. 技能 评估临终病人的身心状态；疼痛程度和压疮风险等级；准确记录评估结果。

3. 态度/交流 关爱病人，能与病人共情，倾听病人倾诉，了解病人的心愿，运用恰当的沟通技能帮助病人减轻痛苦，尽自己所能帮助病人实现临终的愿望，表现出良好的职业素养。

【场景】

临终关怀病房。

【病例】

姓名：陈××　　　床号：3床　　　年龄：71岁

性别：女　　　　职业：农民　　　文化程度：初中

病人全身疼痛不适，胃脘部胀痛数年，进食后疼痛加重，多次住院治疗效果不明显。目前头晕，乏力，卧床不起，翻身困难，感到孤独，思念在外地工作的孩子，希望家人来探望和陪伴。

病人患胃癌治疗1年余，化疗结束后3个月症状复发，日趋严重，全身衰竭于昨日入院。入院诊断为胃印戒细胞癌，肝转移，脊柱转移，贫血。

既往史：既往无结核、肝炎等传染病史，无手术史，无高血压、冠心病史，无药物过敏史。

个人史：无烟酒嗜好，无毒品接触史。

月经史：12岁初潮，49岁闭经。

婚育史：初婚年龄20岁，育有2子2女，与配偶感情和睦。

体格检查：T 36.9℃，P 96次/分，R 24次/分，BP 98/56mmHg。卧床。营养不良，消瘦，贫血貌，疲乏。痛苦面容。神志清楚。四肢寒冷，脊柱与尾骶部位受压皮肤发红。情绪悲观抑郁，对疾病发展情况不了解，害怕孤独，卧床自理困难，担心家人厌烦、离开自己。

医疗诊断：胃印戒细胞癌，肝转移，骨转移，贫血。

医嘱：一级护理，高蛋白半流质饮食；生命体征测量bid；静脉营养支持；及时疼痛评估。

【学习任务】

1. 说明评估肿瘤终末期病人的身心状况对做好安宁疗护的重要性。

2. 根据案例：

（1）列出病人主观资料和客观资料。

（2）说明病人目前存在的主要问题。

（3）说出临终病人的身体及心理变化特点。

（4）掌握压力性损伤评估与分期护理。

（5）掌握疼痛评估的方法。

3. 根据病人的情绪与心理状态，列出预期沟通交流与关爱的要点。

4. 了解病人的愿望，寻求帮助病人达成心愿的方法。

【标准化病人表演要点】

1. 衰弱，卧床，痛苦面容，情绪低落，悲观抑郁。

2. 全身疼痛，翻身时需要帮助，自诉上腹部疼痛，进食困难。

3. 自认为因病成为家庭的负担，担心家人厌烦、不愿陪伴自己。

4. 对疾病的发展转归不了解，表现出悲观、害怕死亡及家人分离。

思考与练习

根据案例资料，思考以下问题并进行实践：

1. 该病人主要的临床问题是什么？请提供判断依据。

2. 围绕该病人出现的问题，护士需要关注的线索有哪些？

3. 临终关怀阶段护士如何帮助病人了解自己疾病变化的情况？

4. 护士可以采用哪些方法减轻病人痛苦，保持身体舒适？

5. 护士如何帮助病人改善不良情绪？

6. 怎样能够帮助病人达成心愿？